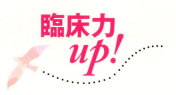

動画 と 音声 で学ぶ

失語症の症状と アプローチ

web動画付き

森田秋子・春原則子

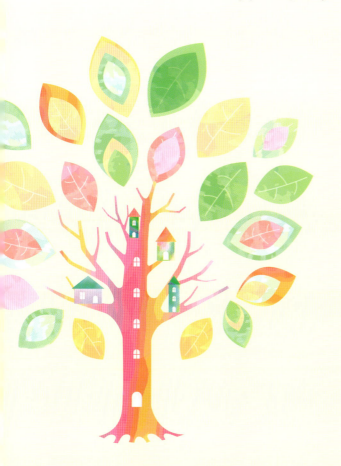

※本書の動画・音声は，すべて患者さんの許諾を得て掲載しています。

はじめに

森田 秋子

　育児休暇もない時代に子育てをした私は，3 カ月以上続けて仕事を休んだことはなく，今日まで途切れることなく言語聴覚士として臨床を続けてきました。しかししっかりと勉強する余裕はなく，「失語症がわからない」ことは常に私のコンプレックスでした。40 歳代に大学の教員となり，恩師藤田郁代先生のもとでもう一度失語症を学んだとき，「ああ，こういうことだったのか，ここがわかっていればよいのか」と，霧が晴れるように感じたことを，今でも思い出します。

　一層忙しさを増す現場に身を置く若い言語聴覚士が，失語症を「よくわからない」まま，日々の業務に流され悩んでいる様子を見るたび，言語聴覚士が自信をもち，誇りをもって仕事をしていくために，「失語症がわかる」と思えることはとても重要なのだと感じます。そのために，何か私にできることはないか，といつも考えてきました。

　まさか本にすることになるとは思わず，自分で振り返るために撮りためた画像・音声データは，怒濤のようなあわただしい業務のさなか，思わず友だち口調になってしまったり，手続きが間違っていたり，準備不足だったり，本来は人にお見せできるようなものではありません。しかし，あえて若い言語聴覚士が，失語症の症状と失語症者に触れ，先輩言語聴覚士の臨床を見る機会になるのであればと考え，本書を発行する決意をしました。

　多くの皆様が，失語症の理解を深めそして失語症者の支援につなげていかれるよう，少しでもお役に立てることがあれば，これ以上うれしいことはありません。

はじめに

春原 則子

　30年近い臨床と友の会の活動を通して，多くの失語症のある方に出会ってきました．今でこそ，大学で失語症の講義をしていますが，臨床1年目には，重度ブローカ失語の方が伝えようとしていることがどうしてもわからず，その方がつらそうな表情のまま出て行った後，申し訳なさと悔しさに耐えきれず声を上げて泣いたこともありました．

　失語症臨床において機能改善はとても重要です．なぜなら，失語症においては代償手段が非常に限定的だからです．もちろん，失語症が重くても自己表現の手段を得て，豊かな精神活動を送っている方はたくさんいます．でも，より高い活動，参加レベルに到達するために，可能なかぎりの機能改善を目指す必要があると思います．それができるのは言語聴覚士だけです．

　森田さんと，今回は言語機能に焦点を当てよう，そしてとにかく臨床現場で困っている言語聴覚士に役に立つ本にしようと話し合いました．ですから，学術的には弱い部分もたくさんあると思います．こんなふうに書いてよいだろうか，と迷うこともありました．

　失語症は難しい，でも，とても挑戦しがいのある領域です．ぜひ一緒に失語症臨床の力をつけていきましょう．

目次 CONTENT

第1章 失語症の言語症状をどのように把握するか

春原則子

1. 依頼があったら何をするか …………………………………………… 2
2. 臨床観察の視点を自分のものにしよう ……………………………… 4
3. 会話は情報の宝庫—①全般的なコミュニケーション ……………… 6
4. 会話は情報の宝庫—②音声言語の機能を評価しよう ……………… 8
5. 失語症でみられる症状—①音声言語の理解 ………………………… 12
6. 失語症でみられる症状—②発語失行 ………………………………… 14
7. 失語症でみられる症状—③発話 ……………………………………… 16
8. 失語症でみられる症状—④文字言語 ………………………………… 18
9. 失語症のタイプ分類のポイント ……………………………………… 24
10. 失語症のセラピーの組み立て ………………………………………… 28
11. セラピーとしての会話 ………………………………………………… 30
12. 失語症状の捉え方とアプローチ—①意味の障害 …………………… 32
13. 失語症状の捉え方とアプローチ—②音韻の障害 …………………… 36
14. 失語症状の捉え方とアプローチ—③喚語の障害 …………………… 38
15. 失語症状の捉え方とアプローチ—④発語失行（失構音）………… 40
16. 失語症状の捉え方とアプローチ—⑤文の障害 ……………………… 42
17. 失語症状の捉え方とアプローチ—⑥文字言語 ……………………… 44

目 次 CONTENT

第2章　症状へのアプローチ〜考え方と具体的な課題

森田秋子

1. 会話をみる① …………………………………………………… 48
2. 会話をみる② …………………………………………………… 54
3. 発話の流暢性 …………………………………………………… 60
4. 発語失行への関わり …………………………………………… 64
5. 呼称と復唱の誤り ……………………………………………… 72
6. 呼称の練習 ……………………………………………………… 78
7. 音韻の練習 ……………………………………………………… 82
8. 文の練習 ………………………………………………………… 86
9. 重度失語症者への関わり ……………………………………… 94
10. 意味理解障害の長期的回復 ………………………………… 102
11. 文の発話障害の長期的回復 ………………………………… 108
12. 心に寄り添う ………………………………………………… 114

column

- 保続について ………………………………………………………… 11
- 認知機能 ……………………………………………………………… 27
- 「常套句」を用いたやりとり ……………………………………… 43
- 春さん・森さんの対話コーナー …………………………………… 59
- 失語症リハビリテーションの病期について ……………………… 63
- SLTAから推測する語音認知 ……………………………………… 70
- 教材について ………………………………………………………… 71
- 失語症友の会，そして同士あるいは同志としての失語症者と言語聴覚士 …… 77
- 検査の実施，呼称におけるヒントについて ……………………… 85
- はつ恋 ……………………………………………………………… 101

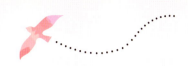

第1章
失語症の言語症状をどのように把握するか

春原則子

　ここでは，失語症の臨床を行ううえで，これだけは知っておいていただきたいと思う基礎的な知識を学んでいただきます。できるだけ実践に活かせることを目的として，内容を選択しました。

　まずは，ひととおり目を通してから，第2章の動画や音声をご覧ください。明日からの臨床に少しでも役立つものであれたら，と願っています。

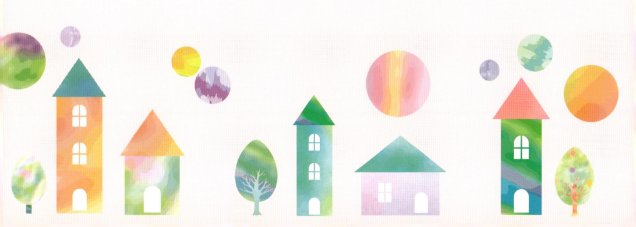

第 1 章

1 依頼があったら何をするか

> 　言語機能の評価のためには「言葉」をみるだけでは不十分です．どんな症状が出ていても，それが発症前からあったとしたら，今回の治療対象にはならないかもしれません．必要な情報を収集して，想像力を働かせ，その人が発症前にどんな生活をしていたのか，どのような人だったのか，どのようにコミュニケーションをとっていたかを考えてみましょう．そして，新たな情報が追加されたら，柔軟に患者像を修正していきましょう．

想像力を働かせる

　医師のカルテや看護師の記録は，その患者さんがどんな人なのか「想像力を働かせながら読む」ことがとても重要です．想像することによって，情報はその人がどんな生活をしていて，どうしてここに来ることになったのかを伝えてくれる，生き生きとしたものになります．

情報を集める

　さらに，失語症の臨床を進めるために有用な情報は言語聴覚士が自分で収集していくことになります．
　カルテから得た情報と自分で収集した情報に違いのある場合もあります．たとえば，カルテには「補聴器使用」「義歯使用」と書かれているのに，ベッドサイドには補聴器や義歯が見当たらない場合などは，早期に必要となるため家族に確認して持ってきてもらうなどの対応をする必要があります．カルテの職業欄に書かれている情報だけでは，仕事や地域活動の詳しい内容まではわからないことが多いので，本人には確認できなくても家族や周囲の人に聞いてみるとよいでしょう．また，カルテには性格は「穏やか」と記載されていても，人格変化あるいは置かれた状況がよくわからずに混乱しているなどの理由で目の前の患者さんは穏やかに見えないこともあります．完璧主義かどうか，話好きかどうかまではカルテには記載されていません．文字言語の使用についてもカルテには記載がありませんが，必ず確認する必要があります．
　患者さんに実際に会う前にできれば知っておくとよい情報と，その情報によって何がわかるかを表1にまとめました．また，患者さんに会ってから得るとよい情報を表2にまとめました．

表1 基本的に（事前に）必要な情報

どんな人か	情報の意味
氏名・性別 年齢・生年月日	予後予測に重要．社会的役割を推測できる
利き手	損傷側と合わせて考えると予後予測の材料になる 右損傷の場合，本人だけでなく両親・兄弟姉妹・祖父母・伯父伯母（叔父叔母）・従兄妹くらいまで非右利き者がいないか確認する
教育歴	発症前の言語能力，特に文字言語の能力を推測する
出身地	方言を言語症状と間違えないために重要
住所	家族からの入院中の支援や退院先を考える
職業	社会的役割を知る，言語の能力がどの程度必要な仕事かを知る
家族構成	家族内での役割を推測する，介護力や退院後の生活を推測する
社会的資源の利用	発症前の状況を推測し退院後の生活を推測する
聴力・視力	病前のコミュニケーション能力を推測する，今後の対応に重要
認知症の有無	病前のコミュニケーション能力を推測する，対応や予後予測に重要
コミュニケーション範囲	目標設定の手がかりを得る
どのような病気になったのか	
原因疾患	予後を予測する（進行性の疾患，腫瘍，脳梗塞か脳出血か，頭部外傷）
画像所見	損傷の部位と大きさを知ることによって症状との対応をみる，予後を予測する
既往歴	全身状態を知る，予後を予測する，損傷部位以外の脳の機能を推測する

表2 言語聴覚士が直接得る情報

どんな人か		
性格		たとえば完璧主義だったか
話好きかどうか		話したいという気持ちが強いことは改善に有用
どのような言語活動をしていたか		
文字言語の使用	読む	仕事で文書を読むことが多い 読書 新聞：一般紙，スポーツ新聞 雑誌
	書く	仕事で文書を作成する
		手紙や日記を書く
		年賀状を書く
コンピューターの使用 メールやSNSの使用		よく使う，時々使う，ほとんど使わない，使わない

第1章 臨床観察の視点を自分のものにしよう

> 臨床観察は意識的に行うことが大切です．適切な臨床観察のために必要な視点を，できるだけ早く確立しましょう．漠然と見ているだけでは，いつまでたっても視点は育ちません．逆に，いったん視点ができてしまうと，短時間のうちにさまざまなことを見てとれるようになります．

観察は意識して行う

言語聴覚士は誰でも患者さんに声をかける前にすでに，その患者さん周囲の観察をして何らかの情報を得ているはずです．でも，それをあまり意識的に行っていない人が多いかもしれません．意識化して行うようにしておくと見落としが少なくなります．

主な観察の視点

言語機能以外の側面における観察の視点を表1に示します．観察事項と見るべきポイント，さらに，それによって何

表1 観察の視点

		何を見るか	見るポイント	何がわかるか
周囲の状況	入院の場合	ベッド周囲	整っているかどうか	認知機能 意欲，発動性，注意など
		家族など	いるかどうか コミュニケーション	家族などとの関係 コミュニケーション意欲，能力など
	外来の場合	付き添い者	いるかどうか 関係はどうか	
本人の状態	本人の外見	移動手段 上肢・下肢，顔面		身体の状態
		身だしなみ		認知機能
		表情		意識，気分
	本人の行動	全般的な反応	相手を見るか あいさつするか 笑顔や表情の変化	礼節，認知機能 相手と関わろうとする姿勢
		問いかけや指示への反応	適切か	状況の理解力
		態度	落ち着いているか	注意力

がわかるかをまとめました。この表はあくまで，その場での観察について記載してあります。したがって，たとえば日常生活動作（activities of daily living：ADL）はとても重要な情報ですが，この表には載せていません。また，もちろん1つの観察だけで評価できるわけではないことも心にとどめておいてください（図1）。

観察事項は，他職種からの情報や検査結果と照らし合わせて，症状を絞り込んでいくための重要な材料の1つであると考えておくとよいでしょう。

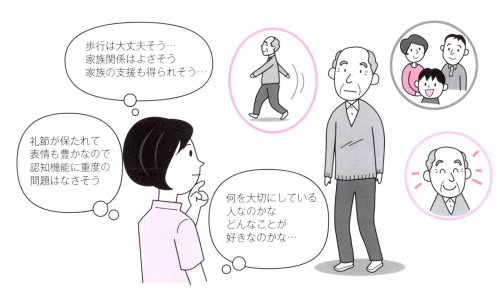

図1　想像力を働かせて観察する

第 1 章
3 会話は情報の宝庫—①全般的なコミュニケーション

> 失語症者の言語症状について，会話はとても多くのことを教えてくれます．患者さんに対しては，できるだけ自然に楽しんでもらえるように会話を進めながら，必要な情報を収集できるプロフェッショナルになりましょう．

表1に，会話でわかるコミュニケーションの状況についてまとめました．何を見るかという視点をもって会話をすると，その人のコミュニケーション態度はもちろんのこと，全般的なコミュニケーション能力のおおよその把握が可能となります．

表1 会話でわかるコミュニケーションの状況

コミュニケーション態度	
何らかの反応があるか	
音声言語での反応があるか	
それは正しい反応か	
代償手段が活用されているか	

全般的なコミュニケーション能力	
受容面 （どの程度受け取れるか）	通常のコミュニケーション様式でどの程度理解できるか 　→特に支障なし・支障あり 支障ありの場合：どのような援助がどの程度必要か 援助したらどの程度理解できるのか
表出面 （どの程度伝えられるか）	通常のコミュニケーション様式でどの程度伝達できるか 代償手段は活用されているか 　→どのような手段が使用され，それはどの程度有用か 援助が必要か 　→どのような援助がどの程度必要か 　→援助したらどの程度伝えられるのか

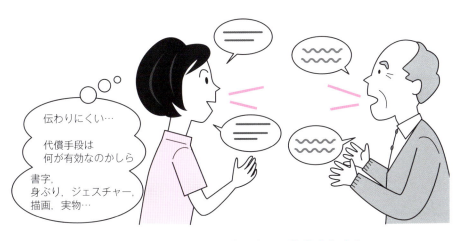

図1 会話からコミュニケーション能力をさぐる

第1章 4 会話は情報の宝庫─②音声言語の機能を評価しよう

> 通常，会話で評価できる言語機能は聴覚的理解と発話です。聴覚的理解については会話ではおおよその能力しか把握できません。しかし，頻回に検査をするわけにはいきませんから，できるだけ会話の中で評価できるようになるとよいでしょう。発話については，まず，流暢性の評価をします。流暢性の評価は基本的には自発話で行うものだからです。この節では流暢性についても学習します。

音声言語の機能

■会話場面と検査の結果に乖離がみられる場合

聴覚的理解には，検査とは異なり会話時には，相手と自分の関係，場面，相手の非言語・準言語的コミュニケーションなどいろいろな情報が活用できます。そのため，発症前からそういった情報を活用することが得意だった人や，知的機能が良好に保たれている人では，検査で測られる能力よりも会話場面での理解が良好な場合があります。聴覚的理解があまりよくない患者さんについて家族が，「私の言っていることは全部わかる」と言うことがあっても，あながち間違いとも言い切れないのです。逆に，失語症検査では比較的良好な得点がとれるのに，相手の言った単語が理解できず，会話が進まなくなってしまうといったことも経験することがあります。

また発話では，呼称の成績がよいのに会話では喚語困難が目立つ人は珍しくありません。逆に，会話という日常的な場面のほうが検査よりも喚語しやすいという人もいます。さらに，名詞や動詞の呼称は良好なのに文の表出が困難というケースもみられます。

会話場面と検査結果に乖離がみられたら，その要因を考えてみましょう。

■聴覚的理解

刺激への反応から推測する聴覚的理解の重症度

刺激の難易度の上げ方について，いくつかの方法を**表1**に示します。会話では，相槌を打っていても理解されていない可能性がありますので，あえて否定の反応（no反応）を引き出すような質問をはさんでみるのもよいでしょう。ただし，あからさまにならないように，ごく自然に尋ねます。聞き返しがみられるかどうかは理解力をみる1つのヒントです。聞き返すという行動は，本人が意識していなくても，わかっていないことに

表1　会話における刺激の難易度の上げ方

	難易度	
話題	低 ↓ 高	自分自身の眼前のことに関する話題 自分自身ではないが眼前の話題 目の前にない事項で身近な話題 必ずしも身近ではない話題
話題転換	低 ↓ 高	話題を維持する 話題を変える際に,「話は変わりますが」など明確に伝える 急に話題を変える
使用語	低 高	高親密度,高頻度語を使用する 低親密度,低頻度語を使用する
構文	低 高	単純な構造の文で話す 複雑な構造の文を使用する

ある程度は気づけていることを示します。自分が「わかっていない」ということにも気づいていなければ,聞き返すこともできません。

◆ **ワンポイントメモ**
反応から推測する聴覚的理解の質的側面

聞き返しがみられたら,その仕方に気をつけてみましょう。「えっ？」という聞き返しの場合は,音韻認識が低下している可能性があります。一方,「出身地ですか？」のように,こちらの発話を部分的にでも繰り返している場合は,それができる程度には音や音列は認識できているということなので,語義理解に低下があるのかもしれません。

■ **発　話**

流暢性

　流暢であるということは一般的にはプラスの意味をもちます。しかし,失語症でいう「流暢性」は状態を示す用語であり,それ自体は,プラスでもマイナスでもありません。あくまでも,発話による失語症分類の手立てです。とはいっても,すべての失語症を流暢性の尺度できれいに二分することはできません。また,画像診断が進んで,病巣がすぐにわかるようになった現在では,この二分法の有用性自体は低くなっていると思います。しかし,流暢性は最も広く用いられているタイプ分類の基本となるものですので,知識をもって正しい分類ができるようになっておく必要があります。

　流暢性は,大まかにいうと,発話の量的側面と発語失行（失構音）という2つの側面から捉えることができます。量

的側面とは，発話量と句の長さ（発話単位）のことです。発話量は，発話に関する発動性，発話開始困難の有無，喚語の能力などに影響されます。また，句の長さは喚語能力や統語の能力などの影響を受けます。逆に言うと，こういった力の重症度が発話の量的側面を左右するので，これらの力が改善すると量的な側面も変化する可能性があります。

しかし，もう一方の発語失行は，改善したとしても完全になくなることはほとんどありません。多くの場合，音の渡りの不自然さ，アクセントやイントネーションの平板化と発話速度の低下によるプロソディの異常が残存します。

そのため，発話の量的側面が改善して発話量が増えたり，句の長さが長くなったりしても，発語失行が残存するというケースは決して珍しくありません。したがって，1人の患者さんに流暢な発話の特徴と非流暢な発話の特徴がみられることもあります。最初にすべてのケースを2つに分類できないと書いたのは，こういった理由からです。ちなみに，このようなケースの報告書には，「発話量は正常範囲で文章レベルの発話が可能だが，発語失行が認められる」というように，流暢性という用語は使わずに記載すればよいでしょう。

発話における誤り

発話ではさらに，誤り方を観察しましょう。自発話でみられる誤りは通常は呼称でも出現します。復唱や音読では，自発話と同じ誤り方が出現する場合と，そうでない場合があります。発話全般に共通の症状がみられるのか，ある特定の発話様式にだけ出現する誤りがあるのかという視点をもっておくことは，障害の機序を考えるうえで役に立ちます。

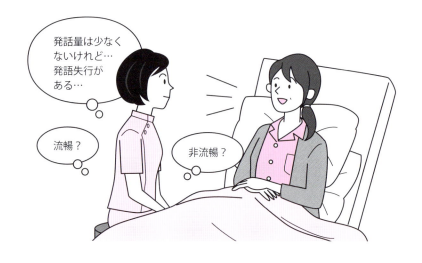

column

保続について

　失語症の講習会で毎回，「保続が出たらどうしたらよいか」，という質問が出ます。保続が1回でも出たら何とか手を打たなければならないということはありませんが，保続がある程度続くようなら，「切り替える」，が基本的な考え方だと思います。

　切り替えるのは，課題（別の課題にする）や課題内容（同じ課題の中でやさしい項目にする）でよい場合と，セラピー実施そのものを切り替える，すなわちいったんすべての課題をやめて休憩を入れる，といったことが必要になる場合があります。そのあたりの判断は，その場で言語聴覚士がするしかありません。注意深く患者さんを観察することを心がけていれば，ある程度の経験を積むとタイミングがわかってくるものです。

　成書には，失語症者自身に保続を自覚してもらい，保続が出そうになったら言わないようにすることで保続を減少させるTAP（treatment for aphasic perseveration）という方法も紹介されていますし，それについては日本での報告もなされていますので参考にしてください。ただし，適用はかなり限定されるようです。

春原則子

第1章 5 失語症でみられる症状 —①音声言語の理解

> 単語を聴覚的に理解するには，音韻の識別や認識，音韻列の認識，語義の理解という過程が正常に機能することが必要です．また文を理解するためには，単語の理解はもちろんのこと，理解が終了するまでその文を保持しておく力（言語性聴覚性短期記憶，聴覚的把持力）や，文の構成を理解する統語理解力が必要となります．

単語の聴覚的理解

単語が聴覚的に入力されると，まず一音ずつがどの言語音に該当するかといった処理と，それらがどのような配列で並んでいるかを認識する処理がなされると考えられています．そして，その音韻列に該当する意味との照合が行われ，語義の理解に至ります．この処理過程では，一方向に順番に進んでいくボトムアップの処理だけでなく，トップダウンの処理も行われると考えられます．トップダウンの処理にはおそらく，単語のモーラ数やアクセントの情報が活用されるのだと思います．そのため，音韻の認識が不十分でも，「あ，あれか！」あるいは「あれかもしれない」とわかる場合があるのだと考えられます．

このトップダウンの処理では，単語が簡単なほど正答になりやすいと思われます．単語の処理に関わる属性を表1にまとめました．単語の理解については，簡単な課題で正答できていても安心せず，より難易度の高い課題を実施しましょう．

文の聴覚的理解

文の理解の基盤には単語の理解があります．しかし，単語の理解だけで処理できる文は，非可逆文で，しかも単純な構造の文に限られます．このレベルの文の処理が，失語症構文検査における「意味

表1　単語の処理に関わる属性

頻度	その言語が使用されている社会で，その単語がどの程度出現しているか
親密度	その人にとってのなじみ深さ
心像性	形や色，におい，音などのイメージの浮かびやすさ
語長	単語の長さ・モーラ数

ストラテジー」に該当する段階です。
　失語症構文検査では次の段階として、語順を理解するストラテジーが想定されています。「語順ストラテジー」です。これは、文の最初に出てくる単語が動作主であるという、基本的な文型に当てはめて文を理解する段階です。この理解の仕方では、語順が基本文と異なる文は理解できません（表2）。次に高いレベルが、助詞を理解する段階です。助詞の理解が可能だと、語順が基本文型と違っていても、動作主にあたる単語がどれか、ということを理解できます。失語症構文検査では、さらに次の段階として助詞（補文あり）、関係節というストラテジーが想定されていますが、これらについての説明は成書に譲ります。

表2　文の理解

子どもがネコに魚をあげる	単語の意味がわかると理解できる！
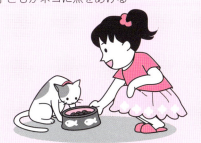	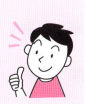
男の子が女の子をほめる	語順ストラテジーで理解できる！
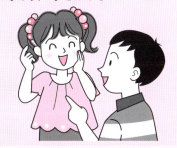	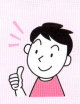
男の子を女の子がほめる	語順ストラテジーに頼ると？？？
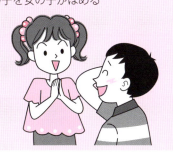	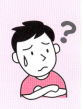

第1章 6 失語症でみられる症状 ―②発語失行

> 本節では，発語失行について，症状と鑑別という観点から学びます。発語失行，失構音，アナルトリー（anarthria），アフェミー（aphemie）もしくはアフェミア（aphemia），とさまざまな用語がありますが，臨床的にはどれもほぼ同様の症状を指すと考えてもよいのではないでしょうか。本書では，言語聴覚士の間で最もよく使われている発語失行という用語を使うことにします。

症状の現れ方

発語失行は，自発話，呼称，復唱，音読のいずれにおいても出現する症状です。ですから，自発話はとてもスムーズに表出されるのに，音読ではたどたどしいといった状態が観察されたら，発語失行ではなく，「音から文字への変換に何らかの困難さがあるのではないか」と考えてみるとよいでしょう。

ただし，発語失行があっても「いや」「痛い」などのような，なかば自動的に表出される短い発話では症状が明らかではないことがあります。

症状

発語失行の症状は，構音とプロソディ（prosody）の2つの側面に現れ，たどたどしい話し方になります。最重度では，表出できる音の種類がほとんどないというケースもあります。構音の誤りは，子音の歪みと置換が主体です。重度の場合は母音も歪みますが，母音が置換することはほとんどありません。

プロソディの障害は，発話速度の低下，アクセントやイントネーションの平板化，音節化構音（音の渡りの不良，母音の引き延ばし）が主体です。構音はほぼ正常範囲まで改善するケースがありますが，プロソディの改善はなかなか困難です。軽度のプロソディ障害を見抜くことができるようになりたいものです。

また，発語失行があって構音が歪んでいるのに，発話速度は低下のないケースに会うことがあります。発症してからの期間が比較的短い場合が多いように思います。このようなケースでは，改善に伴って，あるいはセラピーによって明瞭な構音を表出しようと意識するようになると，かえって発話速度が遅くなるといったこともみられます。

病巣

大脳の左中心前回の下部が主たる責任病巣と考えられています。

その他の症状との鑑別

■ 構音障害との鑑別

　発語失行による音の誤りについては，多くの成書に，一貫性が乏しいと記載されています。しかし，どれくらい一貫していないと「乏しい」のかは明確ではありません。臨床では，構音器官の形態や動きと，表出された言語音が対応しているかどうかを考えることが有用です。構音器官の形態と動きを評価して，その能力から考えて妥当な音の誤りだけが観察されたなら，そのケースは運動障害性構音障害〔運動性構音障害，ディサースリア（dysarthria）〕あるいは器質性構音障害と考えることができます。音の誤り方も参考になります。構音点の誤りは，運動性構音障害ではあまり出現しません。このようにみていけば，構音障害との鑑別は実はそれほど難しくありません。

■ 音韻の誤りとの鑑別

　音韻の誤りでは通常，プロソディ障害や音の歪みは起こりません。したがって，これらの有無が鑑別のポイントとなります。ただ，残念ながら，ことはそう簡単ではありません。プロソディに関して言えば，発語失行がなくても断片的な表出が多く，接近行為が頻発するような伝導失語例の発話は非流暢に聞こえてしまうことがあります。このような場合は，構音の実現自体に難渋しているかどうかを観察することが大切です。また，自発話，音読，復唱のどの発話様式でもよいので，スムーズに表出できる，自動的とは言えない，ある程度長い発話を探してみましょう。それが見つかれば発語失行を否定できます。

　音の歪みも，音韻の誤りでは出現しないとは言い切れません。音韻があいまいにしか想起されていない状態で発話してしまうと，結果的に歪んだ音が表出されてしまう可能性があるからです。日本人の多くが発する英語の「r」は，英語話者には歪んで聞こえているのではないでしょうか。

■ 発語失行と音韻の誤りの合併

　さらに難しいのが，発語失行と音韻の誤りが合併しているケースです。この場合，一つひとつの誤りについて，今のは発語失行，今のは音韻の誤り，と考えることはあまり役に立ちません。全体として，どちらの影響がより大きいのかを判断することが重要です。発話がある程度可能な場合は，誤り方から判断することができます。しかし，発話がほとんど出ないようなケースはどうしたらよいのでしょう。音韻想起にかかる負荷を小さくして，その時の発話をみるという方法があります。たとえば，「1，2，3‥」とか「あいうえお」などの系列的な表出を求めます。自発話や呼称などでみられていた構音の誤りがなくなったら，発語失行よりも音韻想起の問題が大きい可能性があります。逆に，音韻想起の負荷を減らしても構音の誤りが同じように出現するようなら，やはり発語失行の影響が大きいと判断できます。

第1章 失語症でみられる症状 ―③発話

発話では，喚語という単語レベルの症状と，文のレベルの症状のそれぞれについて評価します．単語が表出できなければ，当然文の産生は困難ですが，単語が表出されてもそれだけで文になるわけではありません．

単語の誤り

誤り方を示すそれぞれの用語は，その誤りがなぜ表出されたのか，という出現のメカニズムを説明するものではありません．あくまで，その症状に対して名づけられた用語です．したがって，「語性錯語」がみられた場合，「この患者には語性錯語があると思われる」と書くのは間違いで，「語性錯語がある」と記載します．表1に誤り方をまとめます．

表1 喚語における誤り方

種類	特徴	例
喚語困難	目標語が想起されない状態．まったくの無反応の場合もあるし，「わからない」という反応もある．目標語の代わりに，「あれ」「それ」といった指示代名詞が使われたり，遠回しな表現である迂言が出現したりすることもある	
音韻性錯語	誤りの割合など明確な基準は示されていない報告が多い．反応は非語となる	さくら → 「さから」 たけのこ → 「たけこの」「けたこの」
語性錯語／意味性錯語	目標語とは別の単語への誤り．目標語と意味的に関連のある語への誤りは意味性錯語，そうでない誤りは無関連性錯語といわれることもある	さくら → 「うめ」 ねこ → 「くつした」
形式性錯語	目標語と意味的に関連のない，音が類似した語への誤り．どの程度音が類似していたら形式性錯語とするのかという基準はない	石けん → 「はっけん」
新造語	目標語が推定できない誤りで，日本語の語彙としては存在しないもの	「ひせわしなぬほ」
記号素性錯語	これも非語になる反応．日本語の形態素（意味の最小単位）が複数くっついた誤り	「とがくしだいく」

16

文の誤り

　正しい文が表出されない場合，文の誤りが何に起因しているのかを探る必要があります。文には必ず動詞が必要で，その文がどのような構成になるのかを決定するのは動詞です。そこで，動詞の喚語が可能かどうかの確認は重要です。失語症検査では動詞の表出が可能でも，自発話では動詞が表出されにくいケースもありますので，気をつけてみてみましょう。

　また，動詞が喚語されただけでは文にはなりません。動詞にはそれぞれに必要な項（要素）の数が決まっています。たとえば，「歩く」は「誰が」だけが必要な一項動詞，「食べる」は「誰が」と「何を」が必要な二項動詞，「あげる」は「誰が」「誰に」「何を」を必要とする三項動詞です。動詞のもつこのような情報を適切に処理できないと，動詞が喚語されても文を作ることができません（表2）。

　さらに，これらの項の組み立て，すなわち正しい順序に並べることが必要とさ

表2　項からみた動詞の例

	例	項
一項動詞	歩く	ネコが
二項動詞	食べる	ネコが　魚を
三項動詞	あげる	子どもが　ネコに　魚を

れます。そして助詞を適切に選択することも必要です。ただし，よく言われることですが，失語症のない人でも助詞を省略することは多いですし，誤用も多くみられます。そのため，許容範囲の誤りかどうかを判断する必要がありますし，許容されないような省略や誤りがあっても，それが「まれ」であれば問題点にはならない可能性があります。

　一方，臨床上で文が完結しないケースを経験することがあります。「〜が〜で，〜が〜になって，〜が〜で…」というような具合です。文の表出には，おそらく言語機能だけでなく，発話内容を適切に選択する，発話意図をどのように伝えるかを適切に構成するなどの言語機能に限定されない能力も必要なのだと思います。

第1章 8

失語症でみられる症状 —④文字言語

失語症における文字言語の症状は，基本的には音声言語の症状を反映し，ベースに同じ障害があると考えられます。一方で，文字から音，音から文字への変換という文字言語特有の問題も出現します。本節では，文字言語の基礎から症状までをみていきます。

文字言語と音声言語

文字言語の症状は音声言語の症状を反映します。たとえば，意味に障害があれば，聴覚的理解や呼称が低下しますが，それとともに，読解はもちろん，単語，特に漢字単語の音読や書字にも影響が出ます。意味の助けなしに単語の正しい読みや書字を達成することは困難だからです。音韻の問題があれば，自発話や呼称だけでなく，音読や書字，特に仮名の書字に影響が出るでしょう。

その一方で，文字言語に特有の症状もあります。標準失語症検査（以下，SLTA）などの総合的な失語症検査を実施したら，文字言語の課題の結果が音声言語の症状に見合っているかどうかをみてみましょう。もし，音声言語の症状と比べて文字言語の症状が重度であれば，文字言語に特有の症状が出ている可能性を考えます。

病巣も1つの手がかりとなります。後頭葉，頭頂葉，中前頭回などは，文字言語の症状が単独で出現するような病巣ですので，そのような病巣（損傷）がないかどうか，確認するとよいでしょう。

文字言語の属性

文字言語の障害を理解するためには，まず文字言語の属性について少し知っておく必要があります。語彙性，頻度や親密度，心像性，語長（文字数）は音声言語の属性と同様です。文字言語に特有の属性には，表記妥当性，漢字語の一貫性，形態的複雑性（画数），漢字の獲得年齢（配当学年）があります（表1）

■表記妥当性

ひらがな，カタカナ，漢字，アルファベットのうち，どの文字形態で書かれることが多いかということです。表記妥当性の高い語のほうが，低い語よりも読みやすいということになります（表2）。

■一貫性

その単語を構成する漢字の読み方によって決まる属性です。たとえば二字熟語なら，その漢字を同じ位置にもつ熟語

表1　文字言語の属性

属性		例
語彙性	単語か非語か	おわさこ：非同音非語 さらだ：同音非語 食故，算可
頻度	どれくらい社会で使われているか	
親密度	馴染み深さ	バナナ，ひまわり，新聞 コロナ，おしろい，門松
心像性	心的イメージの浮かびやすさ	電車，手品 電気，手際
語長	語の長さ	
表記妥当性	どの表記で書かれることが多いか	天下，CT，しりとり，テニス てんか，シーティー，尻取り，てにす
一貫性	異なる単語間で，どの程度その読み方が一貫しているか	委員：一貫語 中学：典型語 中身：非典型語
獲得年齢	配当学年とほぼ同様	
形態的複雑さ	画数	

表2　表記妥当性の高い語と低い語の例

	高い語	低い語
ひらがな	たらこ，あられ	びょういん，さいだー
カタカナ	サラダ，リハビリテーション	シンカンセン
漢字	電車，言語聴覚士	海豚，西班牙
アルファベット	CD，ST	GENGO，KODOMO

の総数を出して，そのうち同じ読み方をする単語の数を算出します。一通りの読み方しかない文字だけで構成されていれば，一貫語と言われます。「銀」を例にとると銀貨，銀座，銀紙などの二字熟語がありますが，そのいずれもが「ぎん」という読みをしますし，「貨」は悪貨，金貨，銅貨など，いずれも「か」と読みます。したがって「銀貨」は一貫語というわけです。

それでは，「歌手」はどうでしょうか。「歌」を語頭にもつ二文字熟語はたくさんありますが，このうち「か」という読み方は「うた」という読み方をする単語よりも多く，また「手」を語末にもつ二文字熟語では「しゅ」が「て」よりも多いので，「歌手（かしゅ）」は典型語ということになります。しかし，1文字目の「歌」を「うた」，2文字目の「声」を「せい」ではなく「ごえ」と読む「歌声」は

表3 一貫性・典型性について

読みの一貫性 　例：1文字目が「歌」である二字熟語30語のうち 　　　/ka/23語　→典型読み 　　　/uta/7語　→非典型読み	
①一貫語	「満開」：読みが1つしかない漢字で構成
②典型語	「歌手」：個々の文字には複数の読みがあるが典型読みをするもの
③非典型語	「歌声」：典型読み以外の読みをするもの

①②は規則語，③は例外語．
（伏見貴夫，他：漢字・仮名で書かれた単語・非語の音読に関するトライアングル・モデル（1）．失語症研究　**20**：115-126, 2000 より引用して筆者作表）

表4　規則語と不規則語

規則語	一貫語	どの単語の中でも同じ読み方をする漢字だけで構成された単語 　　例：銀貨，魔術
	典型語	いくつかの読み方のある漢字を含み，その単語での読み方が他の単語でも最も多い漢字で構成された単語 　　例：歌手，海水
不規則語	非典型語	別の読み方のほうが多い読みの漢字が含まれている単語 　　例：歌声，寿命

非典型語になります（表3）。

一貫語と典型語は規則に従って読める規則語，非典型語は不規則語ともいわれます（表4）。

みなさんの予想どおり，最も読みやすいのが一貫語，次は典型語，最も読みにくいのが非典型語です。

読解

単語レベル，文レベルのそれぞれについて評価します。聴覚的理解の能力と比較することは，コミュニケーションにどの経路を用いるとよいのかに関するヒントとなります。通常は音声提示だけでな

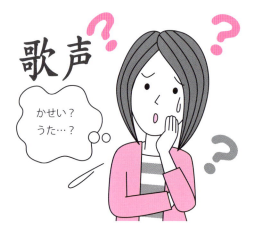

く，文字を併用することがコミュニケーション上は有用です。しかし，聴覚的理解が良好で読解の低下が大きいなら，文字提示はあまり役に立たない可能性があります。

音読

■文字言語の症状

単語レベルの誤り，すなわち錯読には音韻性錯読，語性錯読，形式性錯読，記号素性錯読という，錯語と同様の種類があります。さらに，音読のみでみられる錯読に語彙化錯読，規則化錯読，LARC（legitimate alternative reading of component）エラーがあります。

語彙化錯読は，非語を単語として読んでしまう誤り（「えぴつき」を「えんぴつ」など）で，音韻性錯読で特徴的にみられます。非語のうちでも，特に転置非語（「さくら」を「さらく」などのように単語内の文字の位置を変えたもの）で起こりやすい誤りです。

規則化錯読（歌声⇒かせい）とLARCエラー（屋上⇒やうえ）はともに漢字1文字の読み方としては正しいのですが，その単語の中での読み方としては間違いであるような音読反応です。規則化錯読は，より頻度の高い読み方への誤りと考えられますが，LARCエラーは頻度の低い読み方への誤りも含みます。これらの誤り方は表層失読に特徴的です。語義失語でいわれる類音的錯読とこれらの用語をイコールとしてよいかどうかは必ずしも明らかではありませんが，現象としては同様と考えられます。

■読みの症状（失読）の認知神経心理学的分類

多くの言語聴覚士が難しいと感じるのが，表層失読，音韻失読，深層失読という分類ではないでしょうか。それぞれにおける規則語と不規則語，単語と非語の音読の可否，症状と読み誤り方の特徴を表5に示します。これらの症状がなぜ出現するのかについては，研究者の間でも必ずしも意見は一致していません。

二重経路（dual route cascaded）と呼ばれるモデル（図1）に従うと，単語の読みは非語彙経路と語彙経路の双方を通って処理されますが，語彙経路のほうが効率がよいので正しい答えを速く出す

表5 表層失読，音韻失読，深層失読

	規則語	例外語	非語	規則語	非語
	典型語 例：遠泳	非典型語 例：遠浅	非語 例：遠立	仮名語 例：かるた	仮名非語 例：かるち
表層失読	○	×	○	○	○
音韻失読	○	○	×	○	×
深層失読	×	×	×	×	×

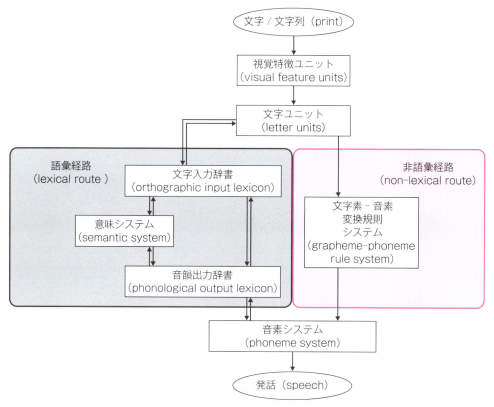

図1 二重経路モデル（the dual route cascaded model）
(Coltheart M, et al：DRC: a dual route cascaded model of visual word recognition and reading aloud. *Psychol Rev* **108**：204-256, 2001 より改変引用)

ことができると考えるようです。語彙経路には，意味を通る経路（意味的語彙経路）と意味を通らない経路（非意味的語彙経路）が想定されています。非意味的語彙経路については，意味がよくわからないのに正しく音読できる単語を思い浮かべるとわかりやすいかもしれません。一方，非語は語彙経路を通ろうとしても，語ではないのでその先の処理には進めません。そこで非語彙経路だけで処理されることになります。非語彙経路では，文字から音への変換規則に従って，前の文字から順番に処理が進められます。

表層失読は，二重経路モデルでは語彙経路の働きが悪くなったときに生じると考えられています。語彙経路の働きが障害されると非語彙経路だけが機能するので，規則に従って読めば正しい読みとなる単語や非語は読めますが，規則に従わない単語は読めません。規則を当てはめて読んでしまうため，規則化錯読が起こります。

音韻失読は，逆に非語彙経路が損傷されて，語彙経路だけが働いているときに起こると考えられています。そのため，語彙経路で処理できる単語は読めます

が，非語は読めなくなります。形態的に類似した非語を誤って単語として読んでしまう，語彙化錯読が起こります。

深層失読では，非語が読めないのは非語彙経路の障害のため，意味性錯読が出現するのは意味にも損傷があるためと解釈されます。また，音韻障害が重度のために，音韻の情報がまったく想起されない状態で意味に頼って読むため，意味性錯読になるという考え方もあります。

書　字

書字の障害は，文字形態の想起から書字運動までのさまざまな過程で生じます。音声言語の症状を伴わない書字障害には，純粋失書や失行性失書などがあります。

失語症における書字障害は，基本的には意味や音に該当する文字形態の正しい想起の問題と捉えることができます。写字は困難になるケースもありますが，比較的保たれます。自発書字，書称（物の名前を書く），書き取りに困難がみられます。

自発書字は自分の氏名も書けない重度例から，文章の書字が可能な例までさまざまです。

書称では，意味から直接文字形態が想起される場合と，呼称の過程を経て文字に至る場合があると考えられます。

書称と書き取りを比較することは，書字の過程のどこに問題があるのかを探るヒントになります。たとえば，書き取りが比較的良好なのに書称が大きく低下している場合は，音から文字への変換が比較的保たれているわけですから，大きな問題は音の想起にあると考えることができます。逆に，書称に比べて書き取りの低下が大きい場合は，聴く過程の問題が影響していると考えられます。

漢字と仮名については，同程度の障害のケースも，どちらかの症状が強いケースもいます。書字の誤り方については表6を参照してください。

表6　書字における誤り方

種類	特徴	例
字性錯書（＝音韻性錯書）	目標語が推測できる程度の文字の誤り	さくら→さくれ
語性錯書　意味性錯書	別の単語への誤り 意味的に類似していれば意味性錯書	犬→猫
形態性錯書	形の似た文字への誤り	ぬ→め
類音的錯書	同じ音をもつ別の漢字への誤り	栽培→最倍

第 1 章

9 失語症のタイプ分類のポイント

本節では，現時点で知っておいたほうがよいと思われるタイプについて，重要なポイントだけ示します。臨床場面でタイプ分類をするだけなら，これで十分ではないかと考えています。

失語症のタイプ分類について

失語症をタイプに分類しても，プログラムが決まるわけではありません。では，失語症のタイプ分類にはどのような意味があるのでしょう。失語症はいくつかの言語症状の集合であり，その症状も症状の組み合わせも実にさまざまです。しかし，脳の損傷は物理的にまったく離れた部位で同時に起こることは少なく，近いところにある組織が同時に損傷されることが多いと考えられます。そのため，Aという症状とBという症状は同時に出現しやすいけれども，AとCは同時には出現しにくいということが起こります。このように，症状はある程度のまとまりをもって出現するので，このまとまりを1つの言葉で示す用語があることはとても便利です。そういう意味で，タイプ分類の臨床上の最も大きな意義は，共通言語という点にあるのだろうと思います。もちろん，タイプ分類はさまざまな立場の考え方を反映するもので，その根底にある考え方や歴史的な意義を学ぶことはとても大切です。それについては成書で学んでください。

一般的な分類—8タイプ

最も一般的に用いられている8タイプは，流暢性と聴覚的理解，そして復唱によって分類されます。読解や音読，書字という文字言語の機能は考慮されません。どの成書にも分類図が記載されていますが，これに加えて聴覚的理解障害の質的側面と，錯語の特徴を覚えておくと便利です（表1）。

■ブローカ（Broca）失語

ブローカ失語を表すキーワードは，発語失行と統語の障害です。聴覚的理解は比較的良好とされますが，実際にはたとえばSLTAの短文の理解や口頭命令に従う項目の得点がかなり低いケースもブローカ失語として報告されています。

聴覚的理解障害の主たる要因は統語理解にあると考えられています。発話は非流暢で，発語失行を伴い，典型的には発話量の低下，発話単位の短さ，発話開始

表1 各失語症タイプの特徴

	流暢性	理解障害の特徴	復唱	その他の言語特徴	併存する可能性のある神経学的症状	併存する可能性のある神経心理学的症状
失名辞失語	流暢	良好	良好	迂言 指示代名詞の多用		
伝導失語	流暢	STMの障害	低下	語長効果	体性感覚の障害	口舌顔面失行 観念性失行
超皮質性感覚失語	流暢	意味（語義）理解障害	良好	エコラリア，補完現象		
ウェルニッケ失語	流暢	語音認知障害 意味（語義）理解障害	低下	語漏・発話衝迫	視野障害	病識低下 観念性失行
超皮質性運動失語	非流暢	比較的保たれる	可能	声量低下		発動性低下
ブローカ失語	非流暢	統語理解障害	低下	発語失行	右片麻痺	口舌顔面失行 観念運動性失行
超皮質性混合失語	非流暢	重度の低下	可能	エコラリア		
全失語	非流暢	重度の低下	不可	常同言語・再帰性発話		重度

困難がみられます。統語能力の問題は発話では失文法という形で現れます。文構造が単純化し，助詞の脱落（電文体）や誤用が認められます。音韻性錯語や語性錯語も出現します。

■ ウェルニッケ（Wernicke）失語

ウェルニッケ失語についてはさまざまな成書で「聴覚的理解低下」と書かれています。もちろん，典型的には聴覚的理解にはある程度重い障害が出ます。しかし，ウェルニッケ失語なら理解力が低いままにとどまる，ということではありません。ですので，機械的に聴覚的理解低下と覚えることは臨床では有用ではありません。むしろ，質的な側面を評価する必要があります。典型例では，語音認知，語義理解が低下します。これらは上側頭回，中側頭回の損傷と関連しています。発話では，音韻性錯語，語性錯語，新造語，ジャルゴンなどがみられます。特に発症初期には言語症状に対する病識が乏しいことがあり，コミュニケーション障害をきたしやすいタイプです。

■ 伝導失語

言語性聴覚性短期記憶障害と音韻性錯語，接近行為がキーワードです。ちなみに，伝導失語以外でも音の誤りに対する修正行動はみられることがありますが，

接近行為という用語は伝導失語で使われます。比較的良好な理解と対比するような復唱の困難さがみられます。復唱障害は，言語性聴覚性短期記憶の障害と音韻性錯語に起因すると考えられます。また，呼称や復唱，音読において，語の長さが長くなるほど困難になる語長効果が認められます。縁上回（と弓状束）が病巣と考えられています。

■ 超皮質性失語

超皮質性失語には以下の3種があり，いずれも復唱が保たれるという点が共通しています。

超皮質性運動失語

理解力や呼称は比較的良好ですが，発話開始に困難があり，話さない，話しても短くて，声量の少ない発話となります。

超皮質性感覚失語

語義の問題があり，語義理解困難と語性錯語がみられます。エコラリアや補完現象が出ることもあります。

超皮質性混合失語

理解と表出に重度の低下があり，非常に重度の失語です。全失語との相違は復唱が可能かどうかにあります。

■ 失名辞失語・健忘失語

喚語困難が主症状で，指示代名詞の多用や迂言がみられます。

■ 全失語

すべての言語様式で重度の障害がみられます。改善に伴ってブローカ失語に移行する例が知られています。

■ 皮質下性失語

皮質下損傷による失語症については，線条体または基底核失語，視床失語といった名称が当てられます。しかし，たとえば被殻出血によってブローカ失語をきたす例は珍しくありません。ですから，上記の分類に当てはまるケースについてはその分類に従えばよいでしょう。一方，上記の分類に当てはまらず，皮質下性失語に特有の症状がみられる場合もあります。

線条体または基底核失語では，理解は比較的良好で復唱も保たれますが，喚語困難と意味性錯語を認め，声量低下や構音障害を伴うことも多いとされています。病巣の広がりによって症状に相違が出るようです。左被殻出血後に記号素性錯語が出現することはよく知られています。

視床の損傷に伴って，理解や復唱は可能なのに，喚語困難と意味性錯語，保続といった症状が認められることがあります。しかし，視床の損傷で言語にだけ症状が出るのかどうかについては疑問視もされており，視床失語を巡る問題には未だ決着がついていないようです。

column

認知機能

　失語症勉強会を開催すると，参加した若手言語聴覚士から「認知機能の低下のある失語症者には，どのようにアプローチしますか」という質問を多く受けます。本書は「失語症状を捉え，評価しアプローチすること」に目標を特化し，あえて認知機能が保たれる事例だけを記載してきました。失語症を正しく理解するには，他の高次脳機能障害の影響を排除し，言語機能の問題に限定して評価，分析できる力を身につけておくことが重要であると考えるからです。

　しかし，実際の臨床現場では，何らかの認知機能の問題を併せもった人が多く，認知機能の評価，アプローチ方法をわかっていないと，適切なリハビリテーションはできない，といっても過言ではありません。失語症者の認知機能を的確に評価することはとても難しく，経験も必要になります。言葉で話せない失語症者の認知機能を捉えるために，行動から評価する視点は重要です。認知関連行動アセスメント（CBA）は「行動観察から認知機能を評価する評価表」であり，言語聴覚士が失語症者の評価を行ううえで有用だと思います。興味のある人は，書籍，ホームページなどを参考にしてください。

　参考までに，筆者が失語症者のリハビリテーションを行う際に用いている5段階の認知機能重症度分類を示します。失語症の重症度とは別に，認知機能の重症度を押さえておくことが大切です。

- 良好：病前とほぼ同様に思考，推測，判断，決定することができる。
- 軽度：詳細な記憶，論理的思考，高度の注意などは不十分であっても，自分に生じた障害をおおむね正しく理解し，対処法などを考えられる。
- 中等度：大まかにわかっていることもあるが，正しく捉えられず，行動のもととなる確認や判断にはあいまいで不確実なことが多い。
- 重度：記憶や論理的思考が損なわれ，自立的に意思決定し行動することは困難であるが，限局した範囲で意思，感情を示すことがある。
- 最重度：ほぼすべての認知活動が損なわれている。

　認知機能の重症度により学習力，適応力などが異なり，目標，プログラム，対応する際の注意点が違ってきます。視点を身につけ，それぞれの患者さんに合ったリハビリテーションを進めてください。

森田秋子

第1章 10 失語症のセラピーの組み立て

医学の進歩に伴って，発症初期に失語症が消失するケースもみられるようになってきました。しかし多くの場合，失語症は完全には治癒しません。1人の言語聴覚士が個々の患者さんに関わることのできる期間は決して長くはありませんので，患者さんの今後を見据えて自分が関わる期間に何をすべきか考え，取り組む必要があります。

目標設定

言語症状が似ていても，年齢や社会的状況が違えば目標が変わります。通常，言語聴覚療法における長期目標は，最終の到達点を示すことが多いようです。たとえば，現職復帰，配置転換のうえで職場復帰，何らかの形での就労，家庭復帰，施設入所などです。したがって，これから先，この患者さんがどのような生活を送っていくのか，そこでどのようなコミュニケーションが必要となるのかを考えることが求められます。

短期目標は長期目標達成に必要な内容でかつ具体的に立てていく必要があります。たとえば，「日常的に頻度の高い語の喚語力改善，高頻度語の理解力の改善，自分の名前と住所の書字，会議での発言が可能になる」といった具合です。

患者さんや家族の希望，言語聴覚士の思惑とは別の理由で，言語聴覚療法をや

表1 プログラム立案時に考慮すべきこと

考慮すべき点	具体例
1つの課題でいくつかの目的が達成できるようにする	絵と文字のマッチング（図1）：読解力改善 　→写字→書称：書字能力改善 　→音読：喚語能力改善 　　　　　　発語失行の改善
効果を実感できるようにする	難易度を調節する できない課題でセラピーを終了しないように配慮する
楽しく取り組めるようにする	趣味や好みを活かした課題を準備する 生活において必要性の高い課題を用いる 単調にならないようにメリハリをつける
宿題を活用する	絵と文字のマッチング，文完成課題，新聞見出しの写字，日記の書字など文字を使用する課題を宿題として活用する

むなく終了しなければならないケースも多々あると思います。たとえそうなっても，患者さんがコミュニケーション活動を継続していけるように考えて，必要な手を打ちましょう。

プログラムの組み立て

プログラムは短期目標が達成できるように組み立てることになりますが，プログラム立案のうえで考慮すべきと考えられる点がいくつかあります（表1）。

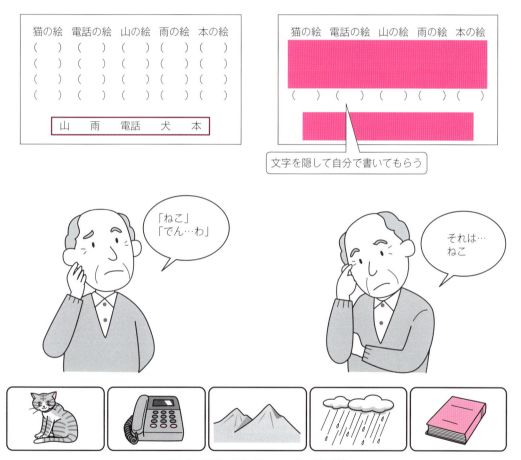

図1　絵と文字のマッチングの例
実際の用紙（上段の2枚の囲み）には，「猫の絵」などの言葉ではなく，絵が入っています．

第 1 章

11 セラピーとしての会話

会話は最も重要なセラピーです。ただし，ここではいわゆる会話セラピーではなく，セラピーとしての会話の役割や会話の進め方について考えます。

失語症セラピーにおける会話の役割

会話は**表1**に示すように，たくさんの役割を担ってくれます。同時に，最も実生活に近い課題ともいえます。セラピーとして会話を行うためには，その時々の会話の目的を明確にしておく必要があります。その一方で，患者さんにとって言語聴覚士との会話は，他の誰にもわかってもらえないことを理解してもらえたり，誰よりもわかりやすく情報を伝えてくれたりする，特別なものとなりえます。ですから，会話によるセラピーはごく自然に，できるだけ楽しく行うのが原則です。

失語症のある人との会話の進め方

通常の会話では，内容面についてはもちろん，話題の維持や適切な役割交代，いかに心地よく進めるかなどといった進行に関わることも，会話に参加している全員が同じ程度の責任を担います。しかし，失語症などコミュニケーションに困難のある人と言語聴覚士の会話では，そのコミュニケーションを成立させる責任の多くは言語聴覚士の側にあると思います。言語聴覚士には，患者さんにとって意味のある会話，つまり言語聴覚士が想定した目的が達成できて，なおかつ話せてよかったと患者さんに思ってもらえるような会話ができるようになることが求められます。

そのためには，まずは患者さんの表情や声の調子など，非言語的側面を含めた観察が大切です。楽しそう，うれしそう，悲しそう，つらそう，つまらなそう，など何らかの感情が読みとれるでしょう。時には，言語化できないような複雑な感情のこともあるかもしれません。何らかの感情の動きがみてとれたら，どんな話題でその感情の動きがあったかを敏感に感じとるようにしてみましょう。

それにより，今，目の前の患者さんが何を大切に思い，何をつらく思っているかを探るヒントが得られます。容易に共感できる場合もあるでしょうが，それらが，時にはまったく理解できないような体験や，とうてい同意できないような価値観に基づくものであるかもしれません。でも，少なくとも，患者さんがそう

表1 会話の役割と注意点

目的	何をみるか	
ラポール形成		
全般的なコミュニケーション能力の評価と改善	受容面	どの程度伝わるか コミュニケーションルートは何が有効か
	表出面	どの程度伝えられるのか コミュニケーションルートは何が有効か 代償・代替手段活用の練習 書字，描画，身振り，コミュニケーションノート
会話能力の評価と改善	役割交代が適切にできるか 話題の維持は適切か	
言語機能の評価と改善	聴覚的理解	
	発話	どうしたら話しやすいのか たとえば数字の発話では1から数える 迂言の活用，書字してから音読 相手の発話の活用（復唱的に活用する）
会話以外のセラピーの般化の確認		
情報収集	体調・心理状態 コミュニケーション活動	
心理的支持		

感じている，そのことは事実として受け入れられるのではないでしょうか。患者さんが大切に思っていることを探り当てられたら，それは少し大げさに言えば，金鉱を掘り当てたようなものです。

■発話がほとんど表出できない人との会話

全失語，重度のブローカ失語など，発話がほとんど表出できない人と会話する場合は，準言語コミュニケーションの活用がより重要となります。こちらの声の調子はやわらかく，発話速度は抑え気味に，抑揚はいつもより少し明瞭に，が原則です。これらが適切であると，復唱的に短い発話が表出されたり，「いやぁ」「そう」「だめ」などのなかば自動的な短い表出が適切になされたりすることがあります。話題は基本的には，患者さんが大切にしている（と思われる）ことや楽しいことを選択するとよいでしょう。

■一方的に話してしまう人との会話

適切な役割交代ができず，一方的に話してしまう人との会話では，聴く姿勢を示しながら相手の発話にゆるやかに入り込んでいくとよいでしょう。ただし，はっきり伝えても相手との関係に影響が出ないと判断できるような場合は，「聴いてください」などと声かけをして，こちらの発話に注意を向けてもらうことが必要な場合もあります。

第1章 12 失語症状の捉え方とアプローチ―①意味の障害

近年，症状の分析に言語処理モデルを活用した，認知神経心理学的アプローチが失語症臨床の中心となっています。モデルは適切に活用すればとても有用です。でも，理解しないまま使うと無駄な検査を行ったり，的外れなプログラムを提供してしまったりしかねません。ここでは失語症状を大きく，意味の障害，音韻の障害の2つの側面から捉えてアプローチする観点を示します。

意味の側面の障害

意味の障害については，便宜上，言語の意味（語義）とそれ以外の意味（ここでは意味と呼ぶことにします）に分けて考えると便利かもしれません。もちろん，両者は別物ではないのですが，目の前の患者さんに起きている問題が言葉の意味に限局しているのかどうかをみることは，臨床で役に立ちます。絵のカテゴリー分類（図1）など言語を用いない課題はできるのに，単語を言われて（または読んで）正しい絵を指させない場合は語義に問題があると考えられます。絵のカテゴリー分類ができないような意味の障害があれば，当然，語義の理解は困難です。

語義の障害があると，聴覚的理解と読解にはもちろんのこと，呼称や音読，書称や書き取りにも影響が出ます。復唱への影響はこれらに比べると少ないと考えられますが，特に長い文では意味を理解できるほうが復唱しやすいでしょう。呼称の誤りとしては，語性錯語，意味性錯語，音読では語性錯読，意味性錯読，書称では語性錯書，意味性錯書の出現が推定されます。しかし，復唱で意味性錯語（たとえば，風船と言われて「凧」と復唱する）が出現する「深層失語」については，背景に音韻障害があると考えられています。重度の音韻障害のため，音韻の助けなしに意味だけに頼った処理がなされるので意味性の誤りが出現すると考えられているのです。つまり，意味障害があれば意味性の誤りが出現しますが，意味性の誤りがあるからといって意味障害があるとは限らないようです。

意味の障害の検出

■意　味

残念ながら日本には非言語的意味を評価する標準化された課題はありません。英語圏ではピラミッドアンドパームツリーテスト（pyramids and palm

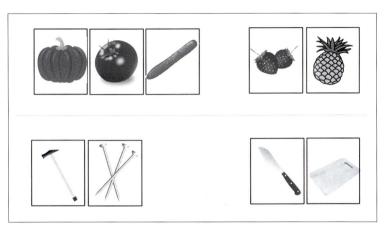

図1 絵のカテゴリー分類

trees test：PPT）が知られています。ただし，絵の意味的マッチングやカテゴリー分類といった課題で本当に意味の障害が十分に検出できるのかという点は疑問です。絵に表せるような意味は単純なものにならざるをえません。したがって，抽象的な意味の理解が保たれているか，複雑な意味のネットワークが損なわれていないのかなど，詳細はわからないのではないかと思います。しかし，現状ではそのような限界を踏まえたうえで評価せざるをえません。失語症においても，ここでいう非言語的意味が損傷されているケースは少なくないようです。

■ 語　義

　最も単純な課題は，聴覚 - 指さし，文字単語 - 指さし課題です。この課題を含む検査には，SLTA や WAB（Western aphasia battery）失語症検査，TLPA 失語症語彙検査，SALA（Sophia analysis of language in aphasia）失語症検査，SCTAW 標準抽象語理解力検査などがあります。ただし，SLTA や WAB 失語症検査は使用されている単語が簡単で，選択肢にも紛らわしいものがないので，非常にやさしい課題である点に留意が必要です。つまり，SLTA の単語の理解が 10/10 正答できても，それだけで語義理解が良好とは言えません。

　一方，SCTAW 標準抽象語理解力検査では高頻度の抽象語が，また，TLPA 失語症語彙検査には類義語判断，SALA 失語症検査には名詞と動詞の類似性判断という課題が含まれています。類似性判断とは，2つの単語を聞いたり読んだりして，意味的に類似しているかどうかを判断する課題です。抽象的な単語や低頻度語も使用されています。

　単語の理解は，文や文章レベルの理解の基本となるものですので，簡単な課題が可能な場合は，より難しい課題を実施してきちんと評価します。もし低下がみられたら，単語レベルから改善を図る必要があります。

意味の障害へのアプローチ

絵の聴覚 - 指さし課題や文字と絵のマッチング（図2），文完成課題（図3）などの検査と同じ方法を用いることができます。ただし，検査の結果に影響しないように刺激項目は検査とは違うものを用います。難度の調整の方法を表1，2に示しました。

通常は仮名では書かれない単語を仮名文字で示すと，語義を捉えるのがより難しくなります。また，仮名は音韻との結びつきが強いので，仮名の文字列を語義に変換することは，音韻から語義，すなわち聴覚的理解の活性化につながる可能性があります。具体的には，仮名と絵のマッチングや仮名だけの文完成課題（図4）などが考えられます。

また，仮名文字と音韻との結びつき，

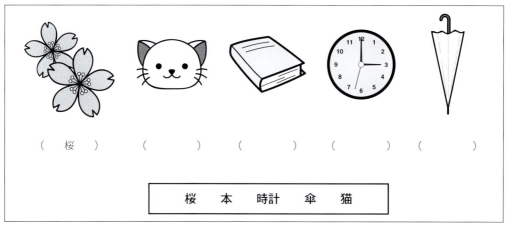

図2　文字と絵のマッチング

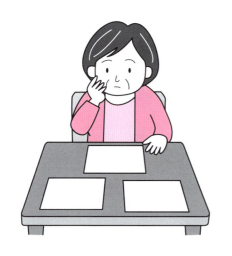

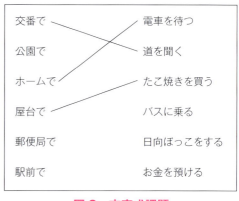

図3　文完成課題

漢字と意味の結びつきの強さを利用して，提示した仮名文字や仮名で書き取った文字列を漢字に変換するといった方法も活用できます。宿題として提示するには文字はとても使いやすいものです。

表1　意味の障害を改善させる課題

非言語的意味の改善	絵のカテゴリー分類 意味的に近い絵同士のマッチング
語義の改善	絵の聴覚−指さし 絵と文字のマッチング 文完成 書き取り 仮名単語の漢字単語への変換

表2　課題の難易度の調整

選択肢の数	容易：少ない	困難：多い
選択肢の種類	意味的に異なるカテゴリー	意味的同カテゴリー
選択肢の語に含まれる音	目標語と似ていない	似ている
目標語の属性	高頻度，高親密度，高心像	低頻度，低親密度，低心像

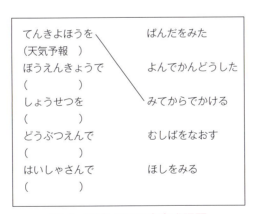

図4　仮名だけの文完成課題

仮名のみで書かれた句をつなぎ合わせ，そのあとで仮名を漢字に直す．
漢字がわからなければ辞書で調べてもらうとよい．

第1章 13 失語症状の捉え方とアプローチ—②音韻の障害

ここでは音韻の障害の検出とアプローチについて考えます。

音韻の障害

音韻に障害があると，理解面では，聴覚的に提示された言語音を特定できなかったり，言語音列の何番目にどの音があるかといった成り立ちが理解しにくくなったりする可能性があります。発話においては，音韻性錯語や音韻性錯読，書字においては音韻性錯書が出現すると考えられます。

音韻障害が非常に重度の場合，音韻がまったく想起されず，意味に頼って処理するため，復唱において意味性錯語が出現したり，音読において意味性錯読が出現したりする可能性も指摘されています。単語に比べて非語の処理でより困難さが増します。

音韻の障害の検出

音韻障害を評価する検査としては，1モーラの復唱，音と仮名文字とのマッチング，モーラの分解や削除，結合課題，復唱，逆唱，「か」がありますか検査，「か」がどこにありますか検査などがあります。SALA失語症検査には，2モーラ語の異同弁別課題や非語の復唱課題が含まれています。意味の関与なしに音韻の能力をみるには非語の課題が適しています。

音韻の障害へのアプローチ

音韻を評価する課題をセラピー課題として用いることができます。ただし，1モーラの復唱や音韻の異同弁別などはとても単調な課題であり，また，一般的に音韻認識の障害は大幅な改善が望みにくいため，いつまでも続けるのは得策とはいえません。語彙や意味の処理へのアプローチがより重要です。

音韻との結びつきの強さを利用して，仮名文字を活用することも有用です。たとえば，漢字への仮名ふり（図1，2），仮名での書称，仮名文字の並べ替え（図3），仮名の無意味な文字列（仮名非語）の音読などが課題として考えられます。

13 失語症状の捉え方とアプローチ—②音韻の障害

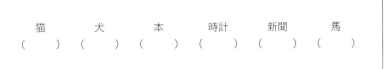

図1　漢字への仮名ふり①

```
自力でできなければ選択肢を示す
    いぬ    しんぶん    うま    ねこ    とけい    ほん

部分的に書き入れてもらう方法もある．選択肢の有無はレベルに合わせて考える
  猫      犬      本      時計      新聞      馬
  ね○    ○ぬ    ほ○    と○い    し○ぶ○   ○ま
```

図2　漢字への仮名ふり②

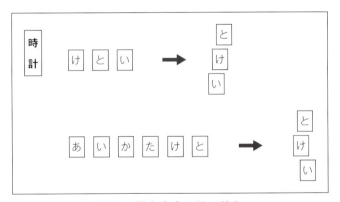

図3　仮名文字の並べ替え

選択肢はレベルに合わせて考える．

第1章 14 失語症状の捉え方とアプローチ—③喚語の障害

> 喚語障害は最も残存しやすい症状の1つです。喚語へのアプローチとして一般的に用いられるのが呼称です。呼称を改善させる方法はこれまでにたくさん提唱されてきました。ここでは主にこれらのアプローチについてみていきます。

呼称セラピーにおいて重要なのは，その方法によって喚語が改善されることはもちろんですが，喚語しにくい場合に患者さんが自力で喚語に成功できるような手段を提供することです。

語頭音ヒントがあると喚語できる患者さんはいますが，日常会話において会話相手が「あなたが今思い出そうとしている言葉の最初の音は～です」などと言ってくれることはありませんので，語頭音ヒントは有効な手段とはいえません。一方，迂言や関連語の表出は文脈的なヒントとなりやすいので，積極的に活用したいものです。たとえば，傘の絵に対して患者さんが「雨」と言った場合，「雨の日にさすのは」と言って「傘」を導いたり，犬の絵に対して「ねこ」と言ったら，「猫ではなくて…」と言って「犬」を引き出すといったアプローチをすることで，患者さんが自分の発話を目標語の表出に利用する，その方法を伝えるといったことです。

患者さんが自ら考案して用いている喚語のための工夫を，言語聴覚士がセラピーとして洗練させ，その方法を活用して効果を上げたという報告も複数なされています。たとえば，高橋ら[1]によるジェスチャーを用いる方法，森ら[2]による50音表を活用する方法などです。患者さんが用いている方法は自己産生キュー（self-generated cue），すなわち患者さんが自分で生み出して，喚語に使えるヒントとなりやすいので，セラピーにとって有用な情報です。

以下では，呼称に対する音韻的アプローチ，意味的アプローチ（意味セラピー）に分けて概説し，また，呼称以外の喚語セラピーについても触れます。

音韻的アプローチ（音韻セラピー）

呼称を活性化するために復唱や音読を活用する方法です。

■復唱

よく行われているものに，復唱を用いる方法があります。刺激促通法に則って，豊富な聴覚刺激を提示するため，最初に単語を聴覚的に提示して絵カードの選択を求め，それができてから呼称へと

進みます．復唱は患者さんから自然に出てくるのが理想とされますが，自発的に復唱しない場合は復唱するように促してもよいでしょう．

■ 音　読

　音読もよく用いられる方法です．音読を改善することによって呼称のルートを活性化させるという考え方で，音読的呼称とも呼ばれます．音読と呼称が並行して改善したという報告が，安積ら[3]によってなされています．

　音読が良好でなく復唱がある程度保たれている場合は，音読の改善のために復唱を活用することができます．音読は自習ができますし，音読ができるようになると周りにあふれている文字単語がすべて教材となりえます．

　音読が良好な人に書称の練習をし，文字単語の一部でも思い出せたら，それを音読して発話につなげる，という鮮やかな方法が宇野ら[4]によって報告されています．

意味的アプローチ

　意味を活性化して喚語につなげるという考えに基づく方法です．絵カードのカテゴリー分類や用途によるマッチング，音声提示した単語に該当する絵のポインティング，目標語の色や形，カテゴリーなどを質問していく方法などがあります．適用について明確なことはまだわかっていませんが，目標語の表出を求められないため，患者さんが楽に取り組めたと回答したという報告があります[5]．

呼称以外の喚語セラピー

　動物，植物，野菜といったカテゴリーや語頭音などを指定して，該当する単語の表出を求める方法があります．また，類義語や反対語，関連語の表出課題，選択肢のない文完成課題など，絵や写真などに対する呼称を用いない方法で喚語能力の改善を図るものです．呼称で用いる刺激は具体語に限られてしまうのに対して，これらの方法では抽象的な語も用いることができます．一般的には呼称に比べて難度が高くなります．

◆ 文　献 ◆

1) 高橋雅子，他：慢性期重度失語症患者1例に対するジェスチャー cue を利用した呼称訓練．音声言語医　37：206-215，1996
2) 森　加代子，他：1失語例に対する50音系列を手がかりとした呼称訓練．失語症研　20：11-19，2000
3) 安積園子，他：呼称と漢字音読の過程──失語症者の訓練経過．失語症研　1：170-182，1981
4) 宇野　彰，他：訓練モダリティ別呼称改善のメカニズム─漢字書字を用いた呼称訓練と復唱的呼称訓練．失語症研　5：893-902，1985
5) 藤田郁代：構文訓練．藤田郁代，他（編）標準言語聴覚障害学　失語症学　第2版．医学書院，2015，pp281-292

第1章 15 失語症状の捉え方とアプローチ―④発語失行（失構音）

　発語失行があると，たどたどしい話し方になるので，失語症自体が軽くなっても患者さんはとてもつらい思いをします。ここでは，発語失行の評価の方法とセラピーについて述べます。ただし，発語失行の評価について文字だけで学習するのは困難ですので，本書の動画の音声や実際の患者さんの発話を何度も聞いて覚えていくことが必要です。

評価

　発語失行が疑われたら，構音器官の形態と動きを確認します。発語失行であれば，その観察結果と一致しない構音やプロソディの誤りが出現します。構音の症状は自発話，呼称，復唱，音読のいずれにも出現します。ですから，それぞれの発話様式における構音をみる必要があります。仮に，ある発話様式だけがスムーズでない場合は，発語失行以外の問題を疑います。

　さらに，1モーラの復唱やオーラルディアドコキネシス（oral diadochokinesis）を行います。発語失行では，1モーラだと比較的良好に構音できても，モーラ数が増えると構音の歪みが増したりリズムの不整が生じたりします。運動障害性構音障害や音韻の問題との鑑別については第1章第6節（p14～15）を参照してください。

セラピー

　純粋発語失行例に対しては，発語失行だけにアプローチします。しかし，発語失行が失語症に合併している場合には，どちらへのアプローチを優先するのか，あるいは同時に行うのかを考えなければなりません。

　通常は，失語症の発話症状に対する復唱や音読，呼称の練習が発語失行の練習ともなります。しかし，発語失行に比較的重度の音韻想起の問題が重なっている場合は，まずは音韻想起の改善に重点を置く必要があります。音が想起できなければ，いくら構音が良好になっても意味がないからです。一方，発語失行が非常に重度で，表出できる音の種類が著しく制限されているような場合は，先に発語失行にアプローチして，表出できる音を増やすことから開始します。

　発語失行そのものへのアプローチについては，詳しくは成書に譲りますが，構音面の問題については，構音障害へのア

プローチが援用できます。たとえば、音の出し方を図を使って説明したり、構音器官の指さしを行ったり、正しい構音動作を提示したりする方法や、出しやすい単語や音から目標音の表出につなげるといった方法がとられます。小嶋ら[1]は、構音点を冷却刺激することによってk音の構音が改善した症例を報告しています。また、重度の発語失行例において、構音動作へのアプローチが発語失行の改善をもたらす可能性のあることを越部ら[2]が報告しています。

　プロソディに対しては、メロディック・イントネーション・セラピー（melodic intonation therapy：MIT）という方法があります。とても簡単に説明すると、歌うように発話する練習によって滑らかな表出を促す方法です。ただ、日本での報告は極めて限られており、その有用性についての検討が必要です。発話速度については、ある程度ゆっくりのほうが構音が明瞭なことも多く、あえて速度を速くするような練習はしないほうがよい場合があります。

◆文　献◆

1) 小嶋知幸，他：発語失行における軟口蓋破裂音に対する訓練法―構音点に対して冷却刺激を加える方法．音声言語医　43：141-147，2002
2) 越部裕子，他：純粋語唖例における非構音時の高次口腔顔面動作と構音の関係について―口腔顔面動作訓練と構音訓練．失語症研　11：262-270，1991

16 失語症状の捉え方とアプローチ—⑤文の障害

ここでは文の理解と表出，そのアプローチ方法についてについて簡単に述べます。

文の理解

文の理解の問題については「5 失語症でみられる症状—①音声言語の理解」(p12) を参照してください。ここでは，文レベルの聴覚的理解と読解について簡単に記載します。

文を聴覚的に理解するためには，処理が終了するまでの間，その文を把持しておく言語性の短期記憶の力が必要ですが，読解にはこの力は必要とされません。一方，統語の処理はどちらの過程でも必要です。ですから，文レベルの聴覚的理解と読解の成績に差があるかどうかをみて，どちらも同じ程度に低下していたら統語の問題の可能性が高く，聴覚的理解が読解に比べて大きく低下していたら，統語の問題だけでなく聴覚性言語性の短期記憶の障害を疑う必要があります。統語処理の検査としては，失語症構文検査があります。

文の表出

文の表出に関しては「7 失語症でみられる症状—③発話」(p16) を参照してください。

文処理の改善

動詞の理解や表出が困難なケースでは，動詞へのアプローチが必要です。動詞を音声や文字で提示して該当する動作絵を指さす課題や，動詞部分を挿入して文を完成させるような課題など，基本的に名詞と同様の課題が活用できます。

文の処理に関して藤田[1]は，理解と表出の両側面に有用な課題として，文の刺激練習，すなわち文と絵のマッチング，マッピング練習，文の構造化の練習をあげています。また，マッピング練習は文の刺激課題で改善がみられない場合に導入するとしています。

藤田[1]も述べているように般化が重要ですので，セラピーの会話の中で，練習した文を用いることも有用です。また，実際の文の選択においては，生活の中で使用する可能性を考慮します。

◆ 文　献 ◆

1) 藤田郁代：構文訓練．藤田郁代，他（編）標準言語聴覚障害学 失語症学 第2版．医学書院，2015，pp281-292

column

「常套句」を用いたやりとり

　呼称も復唱も重度に障害された人であっても、「はい」「そう」「あのね」など、いくつか言える語が残されていることが多いと感じています。これらの語は常套句と呼ばれることが多く、人によって言える語、言いやすい語が異なります。これらの語をコミュニケーションに用いることは、とても重要なことです。重度の発話障害では、自発話がみられないことも少なくありませんが、少し誘導することでこれらの語が増えてくることがあります。

　まずは「発声する」「系列語の発話を促す」などを試みましょう。少しでも発語があれば、これらの常套句の産生も試してみてください。筆者は、前述したものに加え「うん」「いいよ」「まあまあ」「どうも」「とって」などいろいろ試します。なるべく自然に、感情を込めて、復唱的に表出を促します。場面に沿ってつい言ってしまいそうな語を探しましょう。自分の意思を表すことが困難な重度失語症者は、「だめ」「いやだ」などの拒否や否定の語が言えると、ほっとした様子をすることを経験します。嫌なことを「嫌」と言えることで、アイデンティティを取り戻せることもあります。

　大切なことは「声を出す」ことであることを共有しましょう。うまく言えなくてもかまいません。声を出す機会を増やすことが、声を出しやすくすることにつながります。また、音が正しくなくても、プロソディや声の大きさで気持ちを伝えられることもあります。「肯定的なのか」「否定的なのか」によって、コミュニケーションをとることができます。「体調はいいですか」と尋ね、「うん」あるいは「いや」と声を出すことで、互いの気持ちのやりとりが可能になるのです。

　「いい」「だめ」「まあまあ」の3語が言えれば、リハビリテーションは大きく広がります。絵カードを用意し好きか嫌いかを尋ね、3語で答えてもらいます。食べ物を用いることが多いのですが、好きなスポーツチームなどがあれば、選手の顔写真を用います。ひいきの選手は、笑顔で「いい！」と答え、評価が低い選手には渋い顔をして「だめ」などと答えてくれます。自分の価値、好み、評価などを伝えられることは、重度失語症患者にとって、とても大きな意味があります。障害がより重度の場合、患者の様子を観察しながら語頭の口形提示を用いることが有用な場合もあります。「声を出して何らかの意図を表現する」ことは、とても大切なことなのです。

　　　　　　　　　　　　　　　　　　　　　　　　　　　　森田秋子

17 失語症状の捉え方とアプローチ—⑥文字言語

第1章

> 音声言語の症状へのアプローチが文字言語の改善につながります。しかし，音声言語の症状では説明のつかない，文字から音韻への変換（音読），音韻から文字への変換（書字）に対しては特別なプログラムが必要です。

音読

音読に対しては，復唱を活用して音読を活性化する復唱的音読練習が一般的です。通常，漢字だけ，仮名だけよりも，漢字と仮名を同時に提示するほうが正しく音読されやすいですが，そうでないケースもありますので気をつけて確認することが必要です。最終的には，通常表記形態で書かれた単語や文を読めるようになることが目標です。

特殊ですが有名な方法に仮名のキーワード法があります[1]。これは，たとえば，「あ」が音読できないときに，「あ」と「雨」を追提示して「あめのあ」というようにして読めるようにする方法です。漢字の音読ができることや，「あめ」という音の列から「あ」という音を取り出すための音韻分解や抽出能力が保たれている場合に使えます。さらに，これまでに使っていない新しい方法を覚えるため，学習能力や意欲，根気強さなどの条件が整わないと実用的な効果につながらない可能性があります。適用については十分に検討してから開始します。

読解

文字単語と絵のマッチング，説明文と絵のマッチング（図1），文字単語の意味的類似性判断，文の完成課題，文章を読んで質問に答える，などの方法が考えられます。小学生や中学生向けの国語教材は成人の場合，プライドを損ねる可能性があります。日本語検定や漢字検定，外国人向けの日本語教材などが活用できます。

書字

発症前に文字をどの程度書いていたか，今後の生活で文字を書くことが必要か，あるいは書きたいかなどの判断をして，セラピーの目標に入れるかどうかを検討します。

単語レベルの自発書字が困難であれば，課題として書称を用います。絵を提示した写字から開始し，徐々に自発書字につなげます。写字はできるだけ自習に

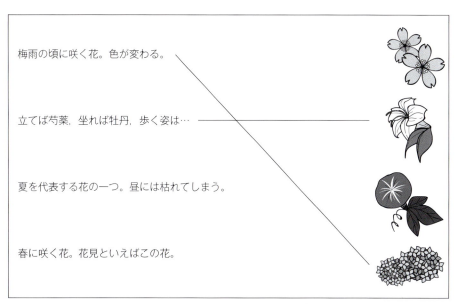

図 1　説明文と絵のマッチング例

するとセラピーの時間を有効に使えます。

　自分の氏名を書けないような重度例では，名前を書く練習はモチベーションにもつながり，実用的にも有用です。さらに，家族などの身近な人の名前や自分の住所などへと練習を進めます。また，社会への関心を保ってもらうことも考え，新聞の見出しの写字を課題とすることも有用です。

　文レベルの書字がある程度可能であれば，動作絵や情景画の説明文，日記，文章の要約などが課題として活用できます。

　仮名書字についてもキーワード法が活用できます。ただし，適用が限られる点は音読におけるキーワード法と同様です。

────◆ 文　献 ◆────

1) 鈴木　勉，他：失語症患者に対する仮名文字訓練法の開発─漢字 1 文字で表記する単音節語をキーワードとし，その意味想起にヒントを用いる方法．音声言語医　**31**：159-171，1990

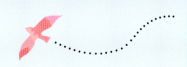

第2章

症状へのアプローチ
～考え方と具体的な課題

森田秋子

ここからは，失語症リハビリテーションの様子をビデオや音声データでご覧いただき，豊富な失語症の症状に触れることで，失語症への理解を深めてほしいと思います。

また，複雑な症状に出会った際に，言語聴覚士がどのように迷い，考えながら対応したのかについて解説していきます。

……第2章をお読みになる前に……

① 著作権の関係により，標準失語症検査（SLTA）の正答を記載していません。代わりにSLTAの項目と課題番号を記載しているので，SLTAの正答と照らし合わせてご確認ください。
② 本章は，web動画と音声を視聴していただいたうえでお読みいただくよう構成しています。表紙の裏をご確認のうえ，web動画・音声へアクセスしていただきますようお願いいたします。

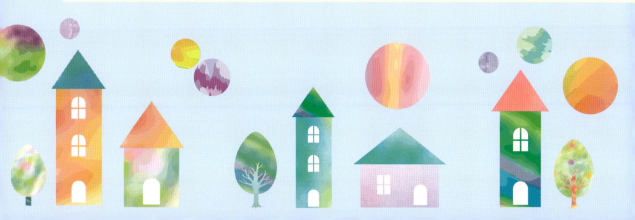

第2章

1 会話をみる①

▶ 動画あり

　会話は，失語症リハビリテーションの基本であり，実施が最も難しいといわれます。失語症者の力を引き出し，自然な流れの中でやりとりが成立するように取り組みましょう。会話を楽しみながら，しかしただのおしゃべりではなく，患者さんの機能向上と能力改善を目指します。また，会話から得られる重要な情報を，読み取れるようになりましょう。
　非流暢で発話量の少ない患者さんと会話をする場合と，流暢で発話量が多い患者さんと会話する場合では，心構えや対処の仕方が異なります。ここでは非流暢な患者さんとの会話について考えます。

会話をする

　まずは，失語症者の発話を十分に聴き，やりとりに慣れましょう。理解力，発話力を大まかにとらえ，反応の現れ方の特徴に注意しながら，言葉のキャッチボールを行いましょう。

 Aさん

患者の特徴

Aさん（男性，45歳，脳出血，右利き）
- 発症から5年経過
- 認知機能良好
- 中等度右麻痺，ADL自立
- 中等度ブローカ失語
- 日常会話の理解は可能
- 呼称は比較的良好（SLTA呼称：15/20）
- 会話では喚語困難が目立つ
- 特に文が出にくく，言いたいことを言えない

現れた症状

- 日常会話の理解はおおむね良好
- 発話量は多くない
- 発語失行を認め，音の引き延ばしや不自然な途切れ，発話速度の低下を認め，プロソディは障害されている
- 「インフルエンザ」「三日三晩」などの低親密度語を表出できる
- 全体としては言いたい語が言えず，十分な内容を伝達できない

言語聴覚士が考えたこと

非流暢で発話量が多くない患者さんとの会話では，どうしてもこちらの発話量が多くなります。しかし，そうならないように効果的で短い発語を心がけました。Aさんは時間をかければ，言いたい語が言えることがあるので，しっかり待つことを心がけました。しかし，どうしても言えないことも多く，適切なタイミングで援助を行いました。特に先回りして答えを言ってしまうような援助ではなく，次の言葉が出やすくなるような言葉をかけるようにしました。ターゲット語に行きつくことも重要ですが，思考を広げ，別の表現や関連した内容を引き出すことも重要だからです。

会話を聞く

Aさんとの会話を表1に示します。

表1 会話（発症後5年）

言語聴覚士	患者
このたびは大変でしたね	▶ はい
どうしたんでしたっけ？	えー，母がイ・ン・フ・ル・エ・ン・ザで，なってしまって… そしたら，えー，も・ら・い・か・ぜになってしまって ▶ みっ・か・み・ば・ん…えー…えと… の・み・くい・せ・ずに…えー…みっ・かかん えー…えと…の・み・くい・せずに…ずっと…えー…
寝込んでましたか？	▶ はい，はい
大変でしたね	▶ はい
体重が落ちたんじゃないですか？	▶ ははは（笑い声）
計ってみましたか？	▶ えーと，ろ・く・じゅ・う・きゅ・う・キロ，ですた
その前はどのくらいだったんですか？	▶ えーと，な・な・じゅ・う・に，です

> **Point**
> - 基本的にゆっくりとした会話
> - 十分に待つ
> - タイミングよく適切な援助

症状の特徴―①会話から

　ここからは，Aさんの言語症状全体をみていきましょう。

　こちらの言っていることは理解できています。

　発話量は極端に少なくはありませんが，決して多いとはいえません。10回に1回程度現れる最も長い発話は，「母が，インフルエンザで（に），なってしまって」であり，4文節文以上はあるといえます。しかし，1つの文が完結しない，という特徴があり，だらだらと文が終わらずに発話が続きますが，これは長い文を発しているとはいえません。

　発話開始時の困難，単語の途中での不自然な途切れや引き延ばしをみつけましょう。Aさんの場合「の・み・くい・せずに」という語にみられる発語特徴から，語の想起はできていますが，音の渡りがスムーズでなく，1音ずつ途切れているのがわかります。発話全体に，明らかなプロソディの障害を認めています。

症状の特徴―②呼称から

　それでは，会話以外の情報から，Aさんの言語機能をみていくことにしましょう。

　SLTAをみると，呼称の成績は15/20正答で，高親密度語の呼称は良好であることがわかります（**表2**）。

　動画は，低親密度語の呼称場面です。語想起の結果は5/9正答で，50%以上可能でした。また，「かまぼこ」に対して「紀文」，「いかだ」に対して「トムソーヤ」など，関連語の表出が聞かれることはAさんの特徴であり，十分とはいえないものの，語の想起力があることがわかります。

　モーラ数の短い語は比較的スムーズに発話していますが，「アドバルーン」では不自然な音の区切れや引き延ばしを認め，「とらいあんぐる」を「とりゃ，とら・り・ら・んぐる」のように，音の歪みや付加が出現しています。発語失行による音の誤りがあることがわかります。

表2 呼称（発症後5年）

言語聴覚士	患者	語として	音として
シャンプー	▶ えー，＋	＋	＋
消火器	▶ えーと…＋	＋	＋
トライアングル	▶ …とりゃ，と・ら・り・ら・んぐる（rep）と・ら・りらんぐる	＋	－
かまぼこ	▶ えーと，紀文じゃないし　えっと…（rep）＋	－	－
アドバルーン	▶ えっと…あ　ア・ドバルーン	＋	＋
いかだ	▶ えーと，トムソーヤの…えっと…（rep）＋	－	－
馬跳び	▶ えー（rep）＋	－	－
タンバリン	▶ えっと＋	＋	＋
懐中電灯	▶ えっと…LDDじゃないな　えっと…（rep）かいtsuでんとう	－	－
		5/9	4/9

この場面は，第6節の呼称練習のpre testになります．＋：正答，－：誤答，rep：復唱．

症状の特徴③─文の発話から

　Aさんの文の発話力をみてみましょう。SLTAのまんがの説明は段階4であり，内容語の想起はできていますが，正しい文が言えていないことがわかります。

　情景画（図1）の説明では，初めて見る絵に対し言いたいことはたくさんありそうですが，思うようにまとめられず，言葉が出てきません（表3）。一つひとつの絵を示して促すことによって，「犬」「散歩」「行く」などの単語は表出可能ですが，自力ではそれ以上に文がつながりません。「そうすると，この人は犬…」と誘導すると，「犬を散歩に行っている」と，文法的に正しくない文が産生されました。助詞の誤用が出現し，失文法を呈しているといえます。Aさんの文の表出には，明らかな障害のあることがわかります（図2）。

症状のまとめ

　Aさんの言語症状をまとめると，以下のようになります。

- 理解は良好
- 非流暢な発話

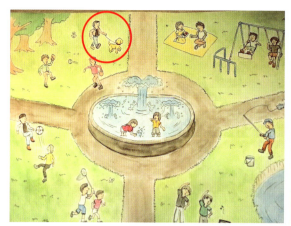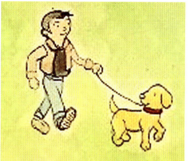

図1　情景画

表3　情景画説明（発症後5年）

言語聴覚士	患者
この絵は誰が何をしていますか？	▶ えー…
これにしましょうか	▶ えー…ここあーっと…
これは何ですか？	▶ えいぬ
この人は	▶ えー自分
自分はどうしていますか どうしたんでしたっけ？	▶ えーと…さん・ぽに…えっいっている
そうですね， そうするとこの人は，犬…	▶ をさん・ぽ・に・いって・いる

- 絵に対する呼称は比較的良好
- 自発話は障害されている
- 特に，文の発話が困難

　この結果Aさんは，比較的典型的なブローカ失語であると考えられました。

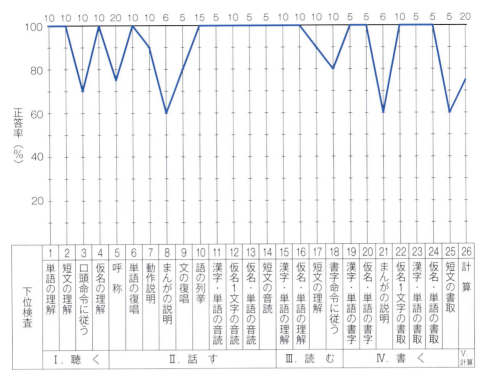

図2　AさんのSLTA

第 2 章

会話をみる②

ここでは，流暢なタイプの患者さんとの会話をみてみましょう．流暢な患者さんの場合，発話量が多く，発話速度が速くなることがあります．テンポよく会話が進む場合もありますが，理解に障害がある場合や自分の発話障害に対する気づきが乏しい場合には，一方的に話し続け，内容が伝わらないまま話が進んでいくことがあります．質問が理解されたかどうかを確認しながら会話を進めることが必要です．また，豊富な発話の中で分析に必要な個所を聞き逃さず，しっかり記録しておくことが必要です．

会話をする

Bさん

患者の特徴

Bさん（女性，50歳代，脳出血，右利き）
- 運動麻痺なし．ADL自立
- 発症から1年半経過，認知機能良好
- 中等度ウェルニッケ失語
- 単語でも聞き誤りがある
- 呼称は中等度の障害，語性錯語，音韻性錯語，新造語が表出される
- 左上・中側頭回の病巣（図1）

現れた症状

- 質問の意味を聞き間違えることがある
- 文脈を利用して，日常会話の理解がおおむね可能
- 喚語困難を認め，正しく言える語もあるが，誤ることも多い
- 誤り方は語性錯語や新造語である
- 会話では大まかな内容を伝えられるが，言いたい語を言うことができない

言語聴覚士が考えたこと

Bさんは発話量が十分あり，ある程度言いたいことを言えるため，言語聴覚士はしっかりと内容を捉えて意味のある会話を目指しました．理解力は不十分なため，十分に聞く姿勢をつくってもらったうえで，明確な問いかけをすることが重要です．まず話の速度が速くなりすぎないように，こちらから返す言葉はゆっく

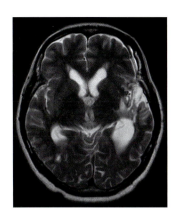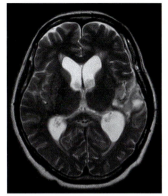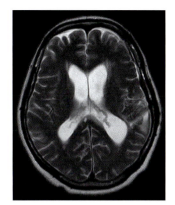

図1　BさんのMRI画像

りになるように心がけました。話の道筋をつくり、言語聴覚士との会話のキャッチボールを成立するようにしました。

　どうしても言えないときには、言いたい内容を推測することが必要です。この日の会話では、Bさんが少しでも正しい情報を含んだ実質語を表出し、言いたい内容を伝達することを目的としました。

会話を聞く

　Bさんとの会話を表1に示します。

表1　会話

言語聴覚士	患者
体調はいかがですか？	うちはなんでもいいですか．うちにいるんでしたら，なんでもします
体の具合はいかがですか？	はあ，たらだ…だ今日はないんだけど，こないだがちょっと，あのふ，車に乗ったら，そこが前の日，ほら天気が，な，かった，ありますよね，その時が，あ，おふねじゃない，あのバスが，あのあれでしたよ
雪の日？	雪で，それでふねがすごく，音，音がすごかったんですよ．だから，あ，それが，すごく耳が痛かったです．それだけで，みにげすごく…うーん，だめで
そういうことはよくあるんですか？	うん，すっあがー，す，あがったけど…，もう一人の人，に，だめ，もう み，耳が痛くて，うちはこういうのついてるんですけど，こういうのについてるそれを1時間ぐらいでちゃって，はい

まとめ

Bさんは質問を聞き逃すことがあり，しっかりと聞き取ってもらうことが必要ですので，話しかけるときは明確に，メリハリをつけて進めます。言いたい語が出ないときにはゆっくりと待ちますが，言いたい語に到達できないことが多く，状況から言いたい内容を推測し，援助をしていくことで次の語が出やすくなります。

> **Point**
> - 会話のテンポが速くならないように気をつけながら
>   - 質問は明確に
>   - 言いたいことを推測して援助

症状の特徴―①会話から

さて，ここからはBさんの言語症状全体をみてみることにしましょう。

会話の冒頭で，「体調はいかがですか」との質問に，「うちはなんでもいいんですか。うちにいるんでしたら，なんでもします」と答えていることから，言語聴覚士の質問を理解していない様子です。ここから理解障害が疑われます。

発話量は多いといえます。発話速度も遅くはありません。10回に1回程度現れる長い文は，「雪で，それでふねがすごく，音がすごかったんですよ」の6文節文で，こちらも比較的長いといってよいでしょう。構音は良好で，プロソディはいずれの文でもよく保たれています。以上から，Bさんの発話は流暢であるといえます。

発話には多くの文が含まれ，「車」「雪」など一部の単語は正しく想起でき，内容の一部を伝達できています。しかし，語性錯語や，「あれで」「それで」など指示代名詞が多く，全体としては発話量に比し情報量の少ない発話になっています。

症状の特徴―②呼称から

Bさんの呼称の正答数は5/11で，中等度の喚語困難を認めました。誤答の例を**表2**に示します。誤答の中で最も多いのは語性錯語で，「SLTA呼称①→ふとん」「SLTA呼称③→ふね」「SLTA呼称④→テレビ」など無関連語への置き換

表2　SLAT呼称反応例（6/20正答）

言語聴覚士	患者
SLTA呼称①	▶ これは，ふとん，とかじゃないですか，ふとんふとんじゃなくて（その後，正答するが納得感なし）
SLTA呼称③	▶ ふね，ふねじゃない，うさ，えー（その後，正答するが納得感なし）
SLTA呼称④	▶ これは…テレビ…とは言えないテレビじゃない(と)これ，(と)じ(と)とーとー，くど，とーとー，とーく，(とけ)とけいだ，いかだ

表3　まんがの説明（SLTA）

言語聴覚士	患者
この絵を説明してください	歩いて…風が強いっ…このままなかったのに，急に風が出てます．それで，びっくりして，この，この，何つうんだっけ，これ．あれも，ふつうは，てがきなんだけど，ちょっと，ぐっと出てて．ふねが，じぶんのふ，ふ，ふ，な，えと，ぼうし，ぼうし．ぼうしが，下のところの近くまで． ▶ えーと，何ていうんだろうな，こういうの．わかんないけど．ふ，ふねの，ふねっていうか，川，川っていうか．近くのほうに，みつけていただいて，あ，おっこっちゃったから，自分で，この，ほねのほうに，きゅっとまわるところに，きゅっと，とってあげたんですね．あ，とれた．

えがみられました。SLTA呼称④に対して「と」と語頭音を提示した際は，「と」と復唱し，語音認知は悪くなさそうですが，正答には至りませんでした。このとき発語された「とーくど」という語は新造語と捉えることができます。

まんがの説明も確認しておきましょう。「てがき」「ふね」「ほね」など，語性錯語が出現していますが，文の形は比較的保たれています（表3）。

症状の特徴—③復唱から

単語の復唱（表4）は7/10正答であり，「SLTA復唱④」の聞き逃し，「SLTA復唱⑨」を「くすり」への言い誤りを認めています。修正後正答に至っていますが，「SLTA復唱⑥」に対して「たいお」「SLTA復唱⑩」に対して「じどふ」など，音韻性錯語ととれる誤りが出現しています。

文の復唱では，顕著な聞き逃しがみられ，正答はありませんでした（図2）。

表4 SLTA 単語の復唱反応例（7/20 正答）

言語聴覚士	患者
SLTA 復唱⑥ ▶	たい，たいお，たいよ
SLTA 復唱④ ▶	み，いま，み，ごめんなさい，み，み
SLTA 復唱⑨ ▶	くす，くすり，あ，くすり，ちがうかな，くすくす，く，くつさん，くつ，（その後，正答に至る）
SLTA 復唱⑩ ▶	じどふs，（その後，正答に至る）

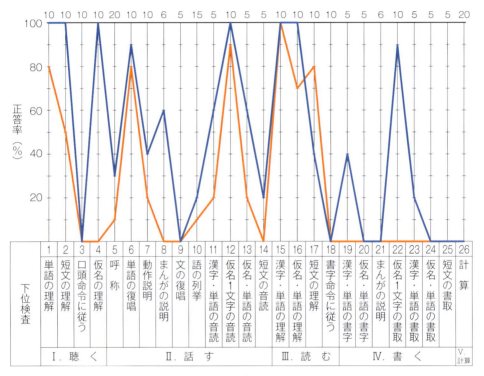

図2　BさんのSLTA
──退院時，──退院1年時．音声データは退院1年目時点．

症状のまとめ

Bさんの言語症状をまとめると，
- 理解障害，語音認知は比較的良好
- 発話は流暢で単純な内容は伝達可能
- 喚語困難を認める主な誤りは語性錯語
- 新造語を認める
- 復唱障害が顕著，単語の復唱で音韻性錯語が出現

となり，Bさんの失語症のタイプは，ウェルニッケ失語であると考えられます。

column

春さん・森さんの対話コーナー

森さん 失語症の臨床は，私たちの人生にとってとても重要なものですね。春さんにとっての失語症臨床の意味は何ですか？

春さん 私は，失語症と出会ったから言語聴覚士を続けてこられたと思います。患者さんと一緒に，失語症とがっぷり四つに組む。心も頭も時にとてもハードですが，少しでもよいセラピーができたときの喜びは本当に大きいものです。森さんは？

森さん 私にとって言葉は尽きることのない興味の対象です。病気やけがで損なわれた機能に，知識，技術を使って働きかけ，患者さんの力を引き出そうとトライする瞬間は，専門職として人として最高の幸せを感じます。「言語聴覚士になってよかった」と思う瞬間です。ところで，失語症患者さんとの心に残る思い出はありますか？

春さん STになって3年目に出会った，発症から3年経過していた重度失語症の女性です。落ち込みが激しくて，ST臨床も嫌々来ている状態でした。出会って少し経った頃，理由は忘れてしまったのですが，セラピー中に2人で大笑いしたことがありました。それをきっかけにSさんは自ら通院回数を増やし，1人で来院するようになりました。この方とのセラピーが，おもしろみのない私でも患者さんと大笑いするような臨床ができるのだと気づかせてくれた気がします。森さんは？

森さん 気分の落ち込みが数年続いていた重度失語症の方と，病気をしてから初めて奥さんの付き添いなく，好きだったサッカーチームの試合観戦にご一緒しました。スタジアムの階段からフィールドを見下ろしたときのその方の笑顔を，今でもよく覚えています。その後，1人で外出したり，通信販売で買い物をしたりと，できることが広がりました。得ようと思えば再び得られるものは少なくないことを教えていただきました。最後に，若い言語聴覚士に伝えたいメッセージはありますか？

春さん よい臨床のためには，いろいろな人生を知ることも大切です。専門性を高めると同時に，広い視野で世界を眺めてください。良質な小説や映画，演劇にふれることもお勧めです。

森さん 出合った患者さんによって，言語聴覚士は育てられる。その恩はいつか返せる日がきます。胸を借りて，失敗を恐れず，歩んでいきましょう。

第 2 章

3　発話の流暢性

▶ 音声あり

　ここでは，改めて流暢性について考えてみることにしましょう。典型的な事例では，流暢性の判断は難しくありませんが，中には流暢失語の特徴と非流暢失語の特徴が混在し，分類が難しい患者さんが多くみられます。その場合にも，流暢性を見分ける基本的な視点を身につけ，評価できるようにしておきたいものです。

発話を比べる

　流暢性について，第1章第4節（p9）の内容をしっかりと頭に入れ，3人の音声を聞いてみることにしましょう。

　Cさんとの会話を**表1**に，Dさんとの会話を**表2**に，Eさんとの会話を**表3**に示します。

　タイプの異なる複数の失語症の患者さんの音声を聞き，さまざまな特徴の捉え方を身につけましょう。特徴的な症状をみつけたら，具体的に説明できるようになりましょう。

　何人かの言語聴覚士に分類を行ってもらったところ，CさんとEさんについては，ほとんど意見が一致しましたが，Dさんについては意見が分かれたことから，Dさんの分類はCさんEさんに比較して難しいといえます。しかしDさんについても，基本的な視点をもとに正しく分類することができます。

患者の特徴

Cさん（男性，60歳代，脳梗塞）
- 中等度失語症，軽度右片麻痺
- 認知機能には明らかな問題なし

Dさん（男性，70歳代，脳梗塞）
- 中等度失語症，運動麻痺なし
- 認知機能には明らかな問題なし

Eさん（女性，60歳代，脳梗塞）
- 中等度失語症，運動麻痺なし
- 認知機能には明らかな問題なし

Cさんに現れた症状

- 発話量が少なく，句の長さが短い
- 10回に1回現れる長い文は，「なご（孫）がいます」の2文節文
- 発話開始時の努力性
- 「まご→なご」「⚠たり」など，構音の歪み，歪み的置換
- 「よん…さい」など音の渡りの障害
- 「せんじゅ」「ふたり」など，単語のみの発話が多く，文になりにくい

Cさんの発話は発話量，句の長さ，発話開始の努力性などの点から，非流暢な発話の特徴を示しています。加えて，構音の誤り，プロソディの障害があり，発語失行があることがわかります。これらを総合して，Cさんの発話は明らかに非流暢と考えられます。

表1　Cさんとの会話

言語聴覚士	患者
ご家族はどなたですか？	▶ あ・な…えーな・えー…な…
一緒に住んでますか？	▶ sそ，あのー，せんじゅ
娘さん，おいくつですか？	▶ ええとね…
もう所帯をもっていらっしゃる？	▶ し，ええーあのーえー，な，なごがいます
そうですか，何人いらっしゃる？	▶ あの…ふたり
お孫さんはおいくつですか？	▶ えーとね，えーに，えーとね…えーとねー，にっさ⚠あえー…⚠よん…よん・さい
1人の子が4歳で	▶ あのー…
もう1人は？	▶ えー，ろく・さい

表2　Dさんとの会話

言語聴覚士	患者
ご家族は？	▶ えーと…あたしのかなかないしね…よ…こど…こどものふ…2人ね…よ…せがれとよ…よめさんのであのー…まごが…えー長女ね…あっど今度このーたしかねこがげつのねて…み，に，ろく，さん，さんがつにじゅうちかなこっち…と…こ…あーかえってきてんですよ…

表3　Eさんとの会話

言語聴覚士	患者
	▶ あの…4人目の息子のね，嫁が…男の子と女の子がいるの…あれもそう，女の子がかわからね…き，きのだったかな…みにきたか，くれたから…あわたし，こんなことできないのに…だっこするのがでてくれるのもいっしょかっ…そかそか，おまえきいたのかって…あのみれいはねとなりのね…わたしのすぎでらね…あのおにいちゃんの顔みたら…あのおにいちゃんのやなけど…ま，あのおにいちゃんだから…おにいちゃんだから，いうて女の子にいうと，女の子いうこと聞いちゃって…あたしのこと…みんなほっとくのよ…

Dさんに現れた症状

- 発話量は多いとはいえない
- 発話速度は，速くない
- 10回に1回程度現れる長い文は「まごが，長女ね，こんげつ，3月20日かな，こっちへ帰ってきてんですよ」と話の流れで追加され8文節文になっており，短くはない

Dさんの発話量，発話速度からは，流暢性の判断の決め手を欠き，これだけでは判断することはできません。流暢・非流暢を判断するためには，発話全体を何度も聴き，プロソディや音の渡りなどに着目し，流暢性を探る必要があります。

「私の家内」「3月20日かな」「帰ってきてんですよ」などの発話に注目してみてください。きわめてスムーズに流暢に話しているのを聞き取ってください。

Dさんの発話を流暢であると判断できると，「こど…こども」「ふ…ふたりね」「よ…よめさん」など語頭の言いよどみにも聞こえる部分が，接近行為であると感じ取れるようになります。

Eさんに現れた症状

- 発話量は普通からやや多い
- プロソディは保たれている
- 構音の誤りを認めない
- 10回に1回程度現れる長い文は「4人目の息子の嫁が，男の子と女の子がいるの」の6文節文
- 発話速度は普通，話し始めると一方的に話し続ける

Eさんの発話は流暢と判断されます。

まとめ

3人の失語症の症状を総合的に検討した結果，失語症のタイプは以下のとおりと考えました。

- Cさん
  - 日常会話の理解は可能
  - 発話量は少なく句の長さは短い
  - 音の歪みや置換，プロソディの障害を認め，発話は非流暢
  - 呼称は良好。会話では語が出にくい
  - 失語症タイプは中等度ブローカ失語
- Dさん
  - 日常会話の理解は可能
  - 発話量は多くないが，句の長さは比較的長い
  - プロソディは損なわれていない
  - 喚語は比較的良好だが，音韻性錯語が出現し，復唱障害が顕著
  - ➡失語症タイプは中等度伝導失語
- Eさん
  - 日常会話で話の細部が理解できないことがある
  - 発話量は多く句の長さは長い
  - プロソディは保たれ，音の誤りは認めず，発話は流暢
  - 喚語困難を認め，語性錯語や新造語が出現する
  - ➡失語症タイプは中等度ウェルニッケ失語

column

失語症リハビリテーションの病期について

　失語症のリハビリテーションは，病期によって目的，方法，注意点が大きく異なります。各病期の特徴を理解して，適切なリハビリテーションを進めることが大切です。

①**急性期**：発症直後の救命や治療が優先され，本人も家族も，戸惑いやショックを感じている時期です。運動障害を含めた総合的な障害が中・重度の場合には，失語症以外の高次脳機能障害の影響も大きい時期です。退院先を適切に見極め，次のステージへと橋渡しをしていくことが重要です。

　一方，全身状態が安定し自宅退院が見込める失語症患者の中には，急性期から重点的に機能回復リハビリテーションに取り組むべき患者さんがいます。日ごとに大きく変わる症状を捉え，短い期間に効果的な言語聴覚リハビリテーションを提供し，自宅復帰，職場復帰を支援します。

②**回復期**：回復期では，機能回復，ADL向上，退院支援が求められます。発症による本人・家族の状況変化，心理的課題，コミュニケーション困難などが問題となり，これらへの対応も求められます。

　軽症の患者さんの場合は，回復期が仕上げの期間となります。機能回復を促すとともに生活にも配慮し，社会復帰を目指します。

　中・重度障害患者では，大きな機能回復を示す場合もあれば，本格的な回復は生活期からになる場合もあります。その場合は退院先を見据え，これからの生活に必要な準備を行います。ADLの自立度により退院後の生活は大きく異なり，言語聴覚リハビリテーションの継続の必要性についても判断します。

③**生活期**：入院期間の短縮により，発症から比較的早い時期に自宅に退院するケースが増えています。入院中から機能回復が継続している場合は自宅に帰ってようやくリハビリテーションに向き合えることもあり，中には年単位で回復を示すこともあります。生活期では，よりいっそう患者さんの個別性に合わせることが重要になります。運動機能やADL，家族，住環境，職業の有無などが異なるだけでなく，機能回復へのこだわり，言語聴覚リハビリテーションに求めるものも違います。

　言語聴覚士は，長期的な言語機能の回復の可能性を見極めるとともに患者さんの生き方を尊重し，機能回復だけでなく活動や参加の視点をもちサポートします。

　　　　　　　　　　　　　　　　　　　　　　　　　　　　森田秋子

第 2 章

4 発語失行への関わり

 音声あり

> 発語失行は，ブローカ失語の中核症状であり，言語聴覚士にとって馴染みの深い症状です。ここでは，複数の事例の発語失行の音声データを聴き，発語失行への理解を深めるとともに，現れ方の個別性を感じてください。

一般的な発語失行の症状

会話をする―① F さん

F さんは比較的典型的なブローカ失語です。

F さんの発話を聞いてみましょう。F さんとの会話を表 1 に示します。

患者の特徴

F さん（男性，40 歳代，脳梗塞，右利き）
- 右片麻痺
- 認知機能良好
- ブローカ失語

現れた症状
- 発話量は少なく，発話速度は遅い
- 句の長さは短く，「あるきは，ちょうしはいい」など 3 文節文が出現することがあるが，1～2 文節文が中心
- 不自然な途切れや引き延ばしがあり，プロソディに障害を認める
- 音の誤り（歪み，置換）を多く認める（「よくない→ちょくない」「あるく→あじゅく」「ちょうしは→ひょうしは」）

表 1 　F さんとの会話

言語聴覚士	患者
調子は？	▶ えー…ちょくない…
歩くほっはどうですか？	▶ あっあじゅ…あーんと，あ・る・きは…していひょう…い，いーんー，ひょ，ちょうし…は…い・い
歩くのはいいということですが，言葉は？	▶ ちょ…こ…ことばが…せんでん…こ…ちょくない
どういうときが一番困りますか？	▶ あー…うーんと…せっぱ・つまった

構音の練習

Fさんにオーラルディアドコキネシス（oral diadochokinesis）の練習をしている場面を聞いてください。

パ，タ，カの3音については，復唱で表出が可能であり，1音のみのオーラルディアドコキネシスも可能でした。サ音は破擦音になりやすい傾向，マ音はパ音に置換する傾向を認めました（表2）。

そこで比較的よくできたパ，タ，カを用いて，音の渡りの練習を行うこととし，パとタを繰り返す練習をしたところ，構音可能であったタ音がサ音に置換し，修正できなくなりました。そのため文字で音を確認し，一呼吸おいてもう一度行ったところ，5回繰り返すことが可能でした。

表2　Fさんの構音練習

言語聴覚士	患者
パ	＋
パパパパパ…	＋
もっと速く	＋
タ	＋
タタタタ…	＋
カ	＋
カカカカ…	＋
サ	カ，パ，サ，サ，サ
ササササ…	s̶a̶s̶a̶ → タタタ…
マ	バ，マ
ママママ…	＋
パタパタ…	タ，サ，サ
パ	＋
タ	サ（タ）サ
パとタ	パ△タ
パタパタ	パサパサパサ…パ・タ，パ・タ，パ・タ，タ・タ，パ・タ

Fさんのまとめ

Fさんは，1音の構音は単純な音であれば可能であり，単音の繰り返しも可能でしたが，それぞれ構音可能な2音の復唱になったとたん，すぐ前に練習したs音が産生されてしまい，できていたt音が言えなくなってしまいました。発語失行の練習では，このようなことはよくあります。文字を見てターゲット音を確認する，一呼吸をおいて保続を抑制するなどの方法を用い混乱を抑えることを試みました。本来はできている音であり，pからtへの音の渡りが可能になると，そのあとは安定して5回繰り返すことができました。

会話をする—② Gさん

Gさんは，軽度ブローカ失語です。
短い音声ですが，特徴が現れていますので，よく聞いてください。このGさんとの会話を表3に示します。

患者の特徴

Gさん（男性，40歳代，脳梗塞，右利き）
- 軽度の右片麻痺
- 認知機能良好

現れた症状

- 音の不自然な引き延ばし
- イントネーションの平板化
- 音の渡りがスムーズでない
- プロソディ障害を認める

表3　Gさんとの会話

言語聴覚士	患者
お仕事は？	▶ 見積り…やって，たんですね，えぬと，げnばかんりが…あの…んと…やって…たんですね…

Gさんのまとめ

Gさんの特徴は，構音の障害は目立ちませんが，プロソディに明らかな障害を生じている点にあります。「見積もりやってたんですね」という短い文を発話する際，本来間を置くところではないところに，ポーズが入っています。また「現場管理（げんばかんり）」という語の発語の際，「ん」音は不自然に短くなっています。

こうした発語失行の症状を，すぐに抽出できるようになりましょう。

純粋発語失行

発語失行のみの障害で，理解や喚語，書字障害を認めない場合は，純粋発語失行と判断されます。発症時から純粋発語失行を呈す事例もありますが，軽症のブローカ失語が改善し，純粋発語失行になる事例も報告されています。発語失行以

外の言語症状が完全に消失せず，拗音や促音などの書字，統語に若干の低下が残ることもあります。

会話をする—③ Hさん

純粋発語失行を呈したHさんの症状をみていくことにしましょう。

Hさんは，回復期リハビリテーション病院入院時から，理解は，SLTA，SLTA-STのいずれの項目に失点がなく，会話場面でも，複雑な内容の理解が可能でした。

発語では，発語失行による音の歪みを除けば，語想起の問題はごく軽度であり，検査上の音の歪みの影響を除けば失点はありませんでした。

書字では，音韻想起に軽度の低下を認め，時間がかかることと，助詞や送り仮名で誤りが認められましたが，おおむね良好でした。

退院時には，音韻想起や仮名書字の障害はほぼ認められなくなりました。以上から，Hさんはブローカ失語が純粋発語失行に移行した事例であると考えました。

患者の特徴

Hさん（男性，40歳代，脳梗塞，右利き）
- 発症1カ月で回復期リハビリテーション病院に転院
- 右上肢に中等度の麻痺を認める
- 認知機能は早期から良好
- ADLは自立
- 軽度ブローカ失語を認めるが，語の想起は良好
- 発語失行による音の歪みが著明
- 入院6カ月で自宅退院し，その後3カ月外来リハビリテーション後，会社員に復職

現れた症状（発症1カ月）
- 理解の障害は認められない
- 語想起はほぼ問題なし
- 顕著な発語失行による音の歪み，置換を認める
- 書字では，音韻想起に軽度の低下を認めるが，おおむね問題なし

現れた症状（発症2年）
- 発語失行は残存しており，プロソディの障害を認めている
- 構音の誤りはだいぶ改善している
- 音の置換や歪みは認められるが，発話はおおむね聞き取ることができる

音読を聞く

Hさんの入院時と発症2年経過時点の、「北風と太陽」の音読を聞いてください（表4）。

提示文『北風と太陽』

ある日、北風と太陽が力くらべをしました。旅人のがいとうを脱がせた方が勝ちということに決めて、まず風から始めました。

表4　Hさん『北風と太陽』の音読結果

発症1カ月　すべての音に歪みが見られる

2年後

きたかれつと，たいよう，あるひ，き・た・か・じぇ・と，たいようが・きち・か・ら・く・ら・dベをしましたた・び・びとの，かいとうを，ぬ・が・せたほうがか・ち・と，いうことに，きめて・まず，かぜからはじめました

言語聴覚士が考えたこと

入院時のHさんの構音は、多くの音が /ts, dz, tʃ, dʒ/ などの舌尖音に近い音に歪んでしまい、内容がわかっていないと聞き取れませんでした。また一本調子の単調な話し方となり、プロソディの低下が著明でした（図1）。

その後、/k, g, s, z/ などの構音が可能になりましたが、アクセントやイントネーションの平板化は依然として残存していました。

発症2年経過した時点では、構音やプロソディに依然として障害が残存するものの、軽症化し、発話速度も向上しています。

そこで言語聴覚士は、Hさんに次のようなリハビリテーションを順次行いました。

- 入院中：構音練習，オーラルディアドコキネシス，文の音読，会話
- 復職準備期：短い文をはっきりと言う
- 復職期：長い文を最後まではっきりと言う，大きい声を出す，スムーズに言う，歌唱

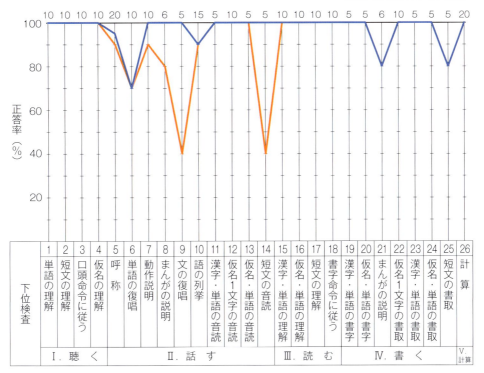

図1　Hさんの入院時SLTA

Hさんとの会話2年後

発症2年後のHさんとの会話を表5に示します。

表5　2年後のHさんとの会話

言語聴覚士	患者
体調はいかがですか？	▶ 体調は，変わりなく…元気に，やって，おります
今年は本当に暑いですが，朝夕の通勤は大変ですか？	▶ 朝夕の，通勤は，大変ですが，内勤に，なった・ため，あ・つさを・それ・ほど感じな・く・な・り・ました
冷房が寒く感じることはありませんか？	▶ 少し，さむ・く，思う・ときは，あります
体調管理に気をつけていることはありますか？	▶ …水分を…と・△・こ・とと，通いのリハ・ビリに，いくことです

Hさんのまとめ

Hさんは，発症時から言語機能の障害は軽症で，発語失行が主症状でした。初期は構音不能な音を多く認めましたが，徐々に改善し，回復期リハビリテーション病院退院時には，会話時に誤りを認めるものの，構音できない音はなくなりました。しかし，プロソディには明らかな障害が残存していました。

2年後，会話時の構音の誤りはほぼ認めなくなりましたが，プロソディ障害は軽症化したものの，残存している状態です。日常会話は少し時間はかかるものの十分に可能なレベルとなり，復職後の職務では電話の対応も可能になりました。

全体のまとめ

発語失行の症状を大きくまとめると，①構音の障害，②プロソディの障害，になります。

発語失行を認める患者さんごとに，障害の現れ方は異なっており，それぞれの特徴をつかんでおきましょう。一般的には，構音の障害が先に改善し，誤りが目立たなくなることもあります。プロソディ障害は改善しても，消失することは難しいといわれています。それぞれの症状に合わせたアプローチを組み立てましょう。

---

column

SLTAから推測する語音認知

「口頭命令に従う」「文の復唱」の得点が良好であれば，語音認知障害は否定的です。「仮名の理解」「仮名1文字の書取」は語音認知の能力を直接反映しますので，これらが10/10正答の場合，語音認知は比較的保たれていると判断できます。一方，この2つの課題の得点が低いからといって，語音認知が低下しているとはいえません。音から文字への変換の障害が影響している可能性があるからです。呼称の語頭音ヒントも手がかりとなります。語頭音ヒントによって正答に至ればもちろんですが，呼称は正答できなくても提示された語頭音を正しく復唱していれば，語音認知ができていることになります。掘り下げ検査としては，1モーラの復唱，SALA失語症検査の聴覚的異同弁別が活用できます。

春原則子

column

教材について

　臨床現場は大変忙しく，患者さんに合わせた教材を作ることは，難しいことが多いと感じています．教材の準備に手をかけすぎれば，時間外業務が増えてしまうことも少なくありません．急性期，回復期の毎日リハビリテーションを行う状況では，出来合いの教材，市販の教材を上手に取り入れていくことは，必要なことであると思います．

　しかし，患者さんの力は一人ひとり異なるので，「患者さんに合った教材を使いたい」と思う言語聴覚士マインドを持ち続けていくことは，とても大切なことです．「絵・文字マッチング課題」「文完成課題」などを例にとっても，語の種類，選択肢の数，絵柄や色彩の有無，文字の大きさ，配置などに少し工夫を加えることで，個々の患者さんにとって適切な教材に変えることができます．その点，パソコンが発達した現代は，教材作成の行いやすい時代になりました．基本形を保存しておいて，患者さんに合わせて簡単に加工することができます．

　忙しいさなかであっても，「この人に，この課題をやってみたい」と感じる感性を磨きましょう．また，患者さんが興味をもてる教材を選択できる言語聴覚士になりましょう．

　　　　　　　　　　　　　　　　　　　　　　　　　　　　森田秋子

第 2 章

5 呼称と復唱の誤り

▶ 音声あり

　ここでは，呼称や復唱の誤りをみていきます。音韻性錯語，語性錯語を中心に，失語症でよくみられる誤りをすぐにみつけられるようになりましょう。また，呼称や復唱を通じて出現した症状から，タイプ分類の手がかりをみつけることができる場合があります。

呼称と復唱を聞く

　2人の患者さんの発話から，呼称と復唱について聞いてください。それぞれの呼称と復唱の誤り方に着目し，そこから障害構造やタイプを考えてみましょう。

 Iさん

患者の特徴

Iさん（男性，60歳代，脳梗塞）
- 中等度失語症
- 認知機能は良好
- 日常会話の理解はおおむね良好
- 発話は流暢
- 運動麻痺は認めず，ADLは自立

Iさんに現れた症状
- 喚語困難を認める
- 誤り方は，音韻性錯語と接近行為
- 迂言も認められる
- 復唱は単語から障害されており，語長効果を認める
- 文の復唱は困難である

 呼称の誤り方①—Iさん

　Iさんは，呼称の成績はSLTA16/20正答と比較的良好ですが，時間を要して正答するものが多く，喚語困難が生じています。「SLTA呼称⑥」に対して「よく遊んだ」など迂言も出現しています。
　Iさんの誤り方の特徴は，「SLTA呼称⑲」に対し「唐紙（からかみ）」と答えようとして生じた症状にあるということができます。「か・から…からくかに…からかね…から」と音を探るように言い直して，徐々に正答に近づいていく様子は，典型的な接近行為ということができます。「SLTA呼称⑥」でも「これよくれsやす…あすんだ」と，接近行為が生

表1　IさんのSLTA呼称（16/20 正答）

言語聴覚士	患者
SLTA 呼称⑥	▶ これはよく，わす，いやーわ，あすあす，あすんだんだよね，ばっ（その後，正答に至る）
SLTA 呼称⑱	▶ しゃ…しゃrむs，んと，えーと…（その後，正答に至る）
SLTA 呼称⑲	▶ か・から…からくかに…からかね…から…から，くり…からから（から）からが…から…から…から，かみ，かみだ

表2　Iさんの復唱

言語聴覚士	患者
あめ	▶ ＋
てれび	▶ ＋
まくら	▶ ま，ま，ま＋
のこぎり	▶ ＋
ゆきだるま	▶ ＋
とうもろこし	▶ ＋
めざましどけい	▶ めざか…めざ…め，めざか，めざ（めざまし）めざ，めざまし（どけい）とけい
あめがふる	▶ ＋
公園で子どもが遊ぶ	▶ こうえんで…えーびえーえこうえんで…えーこうえで，こどもが，あそぶ
田舎から親戚がたずねてきた	▶ いなか…いなかから…えーけっき，よめない，けっき，しんせきかぁ，しんせきが，か，かず，かずじゃない，えーかずえじゃない（た）た，た，たずねてきた

＋は正答.

じています。「SLTA 呼称⑱」に対する「しゃ…しゃ…しか」も接近行為といってよいでしょう（表1）。

 復唱の誤り方①―Iさん

Iさんの復唱を表2に示します。高親密度語の復唱は5音節程度までおおむね可能ですが，「めざましどけい」で音韻性錯語と接近行為が出現し，自力で正答することは困難でした。また，文になると3文節文で困難を生じ，さらに明らかに音韻性錯語と接近行為が出現しているのがわかります。復唱は明らかに障害されているということができます（図1）。

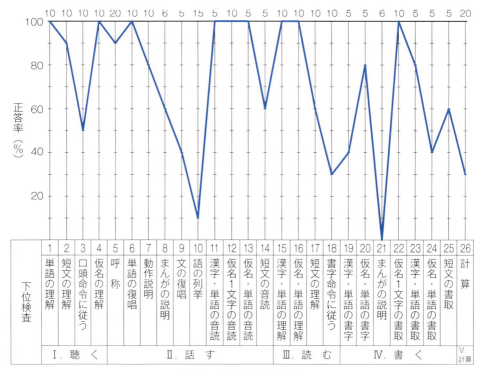

図1　IさんのSLTA

Jさん

患者の特徴

Jさん（男性，60歳代，脳梗塞）
- 中等度失語症
- 日常会話の理解はおおむね良好
- 発話は流暢
- 運動麻痺は認めず，ADLは自立

Jさんに現れた症状

- 喚語困難を認める
- 誤り方は，語性錯語，新造語である
- 記号素性錯語と思われる誤りも出現している
- 復唱は，単語で良好，文でも4文節文まで可能（SLTA文の復唱3/5）

呼称の誤り方②—Jさん

　JさんのSLTAの呼称の成績は6/20です（**表3，図2**）。典型的な誤りを示した個所を抜粋して聞いてみましょう。「SLTA呼称⑩」に対して「キャラメル」など，語性錯語がみられています。また，「てざまし」「ささめだけ」などは新造語ですが，「てざまし」は，「手」と「さます」という意味のある語が組み合わされてできた語と判断することもできます。「ささめだけ」も「ささめ雪」の「ささめ」と「竹」が組み合わされている可能性があります。すなわち，記号素性錯

5 呼称と復唱の誤り

表3 Jさんの呼称（6/20 正答）

言語聴覚士	患者
SLTA 呼称②	▶ シリン…シリンダー，シリンダーじゃない…（その後，正答に至る）
SLTA 呼称⑩	▶ これは，カラメル…キャキャラ…キャラメル，キャラメル，みたいですね
SLTA 呼称⑫	▶ てざ，てざましの，あの，てざましの，せびろ，せびろの，たいくですね
SLTA 呼称⑬	▶ これはてづくりの…てづくりのだいくですね
SLTA 呼称⑱	▶ ささめだけですね

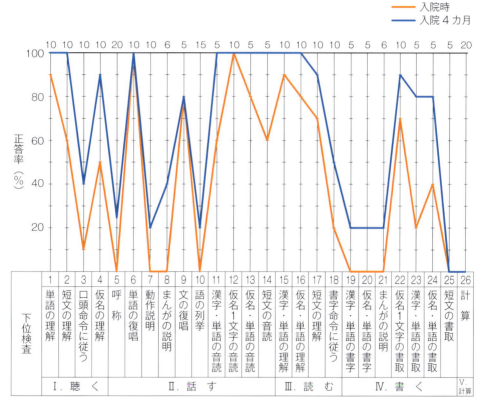

図2 JさんのSLTA

語です。さらに，正答できてもあまり納得感を得られない，という特徴もみられました。

 復唱の誤り方②—Jさん

Jさんの復唱の結果を**表4**に示します。Jさんは，単語の復唱には困難を示さず，スムーズにできます。また，4文節文までの復唱が問題なく可能で，

表4　Jさんの文の復唱（SLTA 文の復唱⑤）

わたしのいえに…ええ…こづつみで…
　　　　　　一文節の脱落
おおきな…え，おおきな…おおきななんとかがとどいた
　　　　　　　　　　　　　　語の想起不可

SLTA の文の復唱の結果は 4/5 となっています。復唱は比較的良好に保たれている，ということができます。

2 人の失語症のタイプ

● I さん
- 会話での理解は良好。語性錯語も認めるが誤りの主症状は音韻性錯語であり，特に文の復唱で接近行為を多発する
- 失語症のタイプは伝導失語

● J さん
- 語性錯語が多く，意味のある単位をつなげて発話する記号素性錯語も出現する
- 復唱は文レベルで良好。会話で話のつじつまがあわないところがある
- 失語症のタイプは超皮質性感覚失語

まとめ

ここでは，呼称や復唱の結果からみつけていくべき失語症の症状に着目しました。呼称では全体の正答率とともに，出現している誤り方をおさえておきましょう。また復唱障害の有無と正答率，重症度，出現する症状もみておきます。呼称や復唱の誤り方から，障害の機序を探ることができ，アプローチの手がかりを得ることができます。

column

失語症友の会，そして同士あるいは同志としての失語症者と言語聴覚士

　忘れられない患者さんの中に，失語症リハビリテーションにおける同志ともいえる人々がいます。Ａさんとは発症直後に出会いました。リハビリテーション目的で転院して数カ月後，地元に戻って復職を果たし，外来での言語リハビリテーション継続となりました。しばらくして，発足間もない失語症友の会にお誘いしました。後から伺うと，毎回，途中で何度か足が止まるほど参加するのが嫌だったとか。それでも奥様に励まされて通い続けて数カ月後，会費を決める話し合いの場で，何とＡさんが「その金額では少ない。もう少し高くないと活動ができないと思う」と発言したのです。それからのＡさんは会の運営に積極的に関わり，会長も引き受けてくれました。その間，私は会に参加するたびに，会場設営からお茶出しに至るまで何もかも家族やボランティアに頼っている失語症の人たちの姿に，「なぜできることまで自分たちでしようとしないのか，このまま受け身でよいのか」と，とても違和感を感じていました。それを会長になったＡさんに相談したところ，家族やボランティアの人たちに感謝する会を開こうということになりました。開催前から当日の準備，当日の運営，ほとんどすべてを失語症のある会員自らが行い，迎えた大勢の参加者に大いに楽しい時間を過ごしてもらいました。

　これをきっかけに会の参加者の間に，「できることは自分たちでやる」ということが定着したように思います。また，重度の失語症があったＢさんは，会の１泊旅行後，次からは自らが場を盛り上げようと考え，生まれて初めて手品に挑戦しました。観念性失行があったＢさんにとって手品を覚えることは容易ではありませんでしたが，毎回新たな技を練習し，会の仲間は旅行や行事でのＢさんの手品をとても楽しみにするようになりました。Ｃさんは，発症前は団体行動が嫌いだったのですが，会に参加してしばらくすると旅行の幹事を自発的に引き受け，「みなさんに楽しんでもらえるように頑張りたい」と発言しました。

　失語症のリハビリテーションは病院にいる間だけでは終わりません。失語症友の会は，生活期の失語症リハビリテーションに大きな役割を果たしています。その中で，他の失語症のある人たちを元気にしたいと考える失語症者の存在は非常に大きいものです。私にとってそんな人たちはとても大切な同志です。

〈春原則子〉

第 2 章

6 呼称の練習

▶ 音声・動画あり

> 失語症者は，多かれ少なかれ喚語障害を生じており，失語症の代表的な症状であるといえます。呼称の障害には，さまざまな機序が推定され，喚語障害へのアプローチでは意味や音韻を手がかりに練習を組み立てることが必要です。ここでは，喚語障害を呈した失語症者に，意味や文脈の手がかりを用いて自力で語を想起することを目指して行った呼称練習をみていきます。

呼称のリハビリテーション①

患者の特徴

Kさん（男性，40歳代，脳出血）
- 発症から2カ月
- 認知機能は良好
- 発語は流暢
- 喚語障害を認め言葉が出ないことを苦しいと感じている

Kさんに現れた症状

- 日常会話の理解が可能である
- 単純な内容であれば伝えることができる
- 喚語困難を認め，言いたい語を自由に言うことができない

　Kさんは，左被殻出血による失語症発症から2カ月を経過しています。中等度の喚語困難を呈しています。症状は少しずつ改善を示していますが，思うように言うことができず焦る気持ちも強くなっています。そのようなKさんに対して，意味に働きかけた呼称練習を行いました（図1，表1）。

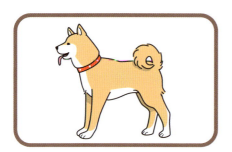
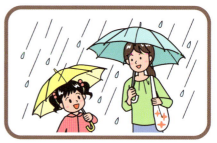

図1　呼称練習用絵カード

表1 Kさんの呼称練習

言語聴覚士	患者
（犬）	
これはどうでしょう？	▶ ううん…
飼ったことはありますか？	▶ ありますあります，わかります
飼ったこと	▶ ああ，飼ったことないです，ないです
好きですか？	▶ うーん，基本的にあんまり好きじゃない
何て吠えますか？	▶ ワンワンです，ワオーやワオーですね，ワオーですね
どんな種類がありますか？	▶ 種類？種類というと？
これの仲間には…たとえば…	▶ 日本犬とか（日本犬とか）
日本犬の「けん」って書いてみますよ．これは？	▶ いぬですね
（雨）	
これは何が降っていますか？	▶ ええ…お，女の子
こっちは誰ですか？	▶ 女の子ですね，あ，女性
どうしちゃったんですか？	▶ …みず
水？	▶ すい，す，傘，傘
どうして傘をさしてるんですか？	▶ あめ，あめの…

Kさんの症状とこの日行った練習

　Kさんは会話のやりとりが成立しており，「基本的に，あまり好きじゃない」など，文で話すことができ，失語症は重度ではありません。中等度の呼称障害を認めています。この日は，関連語から呼称への経路を賦活する練習をしています。

　Kさんは，「犬」の呼称ができませんが，「犬」が何であるかはわかっており，犬にまつわる記憶も保たれています。そうした記憶を思い出すことで意味を活性化，「犬」という呼称につながることを目指しました。「犬」と言えないKさんに対し，「どんな仲間がありますか」と尋ねると，Kさんは，「日本犬」という関連語を想起することができました。言語聴覚士が「日本犬」と文字で書いて提示すると，「犬」と音読することができました。

　「雨」が想起できないKさんに対し，「何が降っていますか」と尋ねても正答は得られませんでした。しかし，絵に描かれている「女の子」「女性」「傘」などの単語を想起することができ，「どうして傘をさしているんですか」の問いに対して，「雨」という語を想起することができました。

言語聴覚士が考えたこと

　Kさんは発症から日が浅く，呼称には改善傾向がみられましたが，言えないときには考えれば考えるほど言葉が出ず，苦しいと感じていました。ターゲット語から少し注意をそらし，関連語や周囲の状況に目を向けると，そこから喚語に至ることがあり，この経路を利用して言える経験をもってもらう練習を行いました。

呼称のリハビリテーション②

　ここで，第2章第1節に登場したAさんに再び登場してもらいます。Aさんは中等度ブローカ失語を呈し，日常会話に言いにくさを感じていました。検査上では呼称は比較的良好で，SLTAの呼称成績は15/20正答でした。

　復職を目指すAさんは，より高い喚語力を取り戻すことが必要です。そこで，低親密度語の呼称練習を行いました。第2章第1節に，呼称練習に用いる語を選択するためのpre testを掲載していますので，もう一度確認してください（p51参照）。Pre testの結果，「かまぼこ」「いかだ」「懐中電灯」「馬跳び」の4語を練習することにしました（表2）。

Aさんに現れた症状

- 高親密度語の想起は可能であるが，低親密度語では言えないことがあり，会話で言葉につまることが多い
- 呼称の際，関連する語を想起できることがある
- 文脈や意味の手がかりを用いた呼称の練習を行った結果，post testで文脈cueを用いて自力で呼称を行うことができた

表2　Aさんの呼称練習

		意味cue ＋ le ＋ sp:p	復唱	呼称 （文脈・意味cue）
かまぼこ	▶	＋	＋	＋
いかだ	▶	＋	＋	…ええと…＋
懐中電灯	▶	＋	＋	＋
馬跳び	▶	＋	＋	ええと…＋
		4/4	4/4	4/4

leは文字，pはポインティング．

練習語の選び方と呼称練習の手続き

　呼称練習をする語を選ぶときには，通常その患者さんにとって必要性の高い語，日常場面で使う可能性のある語などを基準とすることが大切です。この日，Aさんの呼称練習に選んだのは，正月に食べた「かまぼこ」，昔読んだ『トムソーヤの冒険』に出てきた「いかだ」，子ども時代に遊んだ「馬跳び」，家に置いてある「懐中電灯」ということで，頻繁に使う語というわけではありませんが，Aさんに関わりがあり，「言えるようになりたい」と思う語と考え，選択しました。

　呼称の練習は次の手続きで行いました。
①音と文字を提示し意味の活性化を図る
②絵カードをポインティング（指さし）するとともに，復唱を求める
③意味や文脈の手がかりを同時に用いる
　ここではAさん自身がpre testの際に発語した関連語を手がかりとして用いた。
④①～③を2回行った後，post testを行う
　ここでは，意味や文脈の手がかりを提示しての呼称を求めました。

 Aさんの症状と言語聴覚士が考えたこと

　Aさんは，音読や復唱とともに，自分で想起しやすい関連語や文脈を用いて，自分なりの方法でターゲット語の想起につなげている様子が観察されました。聴覚的理解，復唱，音読を用いた構造化された練習を行うことで，この経路を強化し，呼称の改善，想起までの時間の短縮を図りました。

　この日のpost testでは，意味と文脈の手がかりを用いての呼称までとしました。最終的には手がかりなしで呼称できることを目指しますが，難しいと判断した場合は，できるところまでをその日のゴールとします。最後に「言えた！」と思って練習終われることは，とても大切だと感じています。

> **一口メモ　呼称リハビリテーション**
>
> 　呼称リハビリテーションにはさまざまな方法があります。自力では呼称できない人に，その人に合った手がかりを用いて，想起しやすい状況をつくることが望まれます。
> 　重症度によっては言えるようになることが難しい場合もあります。そのときは目標を的確に設定し，本人の「言えない」という思いを強くしないような進め方が望まれます。自力で言えなくても「字を見たら言える」「一緒に言えば言える」ことで達成感をもってもらうことも大切です。

第 2 章

7 音韻の練習

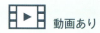 動画あり

　音韻処理能力の障害に対しては，語想起の練習だけでは十分な効果が得られない場合があります。その場合は，音韻そのものに働きかけることが重要です。日本語の文字表記には漢字と仮名があり，音韻に直結した仮名文字を音韻障害のリハビリテーションに使用することは，効果的です。ここでは，伝導失語例に行った仮名文字を使用した音韻練習を見て，音韻に着目する練習の意味を考えてみましょう。

呼称，復唱を聞く

　ここでは，第5節に登場したIさんの発症1年時点での言語所見について，より詳しくみていくことにします。

　Iさんの呼称，復唱の音声データは第2章第5節（p72）の音声を聞いてください。

 Iさん

患者の特徴

Iさん（男性，60歳代，脳梗塞）
- 日常会話の理解はおおむね可能
- 表出では顕著な音韻障害を示し，単純な内容が一部伝えられるレベル
- 絵に対する呼称は良好（17/20）だが，音韻性錯語が多発
- 復唱は，単語は何とか可能（10/10），文は顕著に障害されている（2/5）
- 仮名1文字の操作能力は，文字と音のマッチング，音読，書き取りとも，検査では良好
- 「か」がありますか検査 48/48
- 「か」がどこにありますか検査（2～3音節）24/24，（4～6音節）8/12

現れた症状

- 呼称は比較的良好
- 音韻性錯語，接近行為が出現する（「ふすま（からかみ）」に対し「から…から…からかん…からかね…からか…からくり」）
- 迂言が出現する
- 復唱は単語から障害されており，語長効果がみられる

言語聴覚士が考えたこと①

　Iさんは，検査上呼称は良好ですが，会話では言いにくさを感じています。音韻性錯語と接近行為が会話でより顕著に出現することから，音韻をターゲットにしたリハビリテーションが必要であると考えました。

　Iさんの音韻能力は，掘り下げ検査を行ったところ，「『か』がありますか」検査，「『か』がどこにありますか」検査ではともに，3音節までの短いモーラ語では障害を認めませんでしたが，4〜6音節語を用いて「『か』がどこにありますか」検査を行ったところ，8/12と明らかな低下を示しました。

音韻のリハビリテーション

　Iさんの音韻能力を鑑みて，4モーラの低親密度語（地名を利用）の文字合成，文字抽出を行うこととしました。

- ●手続き
  - ・漢字熟語を音読
  - ・文字チップを用いて文字合成
  - ・文字を見てモーラを抽出
  - ・文字を見ないでモーラを抽出

- ●用いた語
  - ・4モーラに低親密度語（浦安，品川，山梨）

　実際のリハビリテーション場面を見てみましょう。実際には「品川」を含む3語で練習を行いましたが，動画は「浦安」「山梨」の2語の練習場面です。

 結　果

　まず，漢字を音読してもらい，そのあと7〜9個の仮名文字の中から正しい文字を選択し，合成して単語をつくるように促しました。

　Iさんは，音を発語しながら確認するように文字を合成していきます。「山梨」を合成しているとき，「や」と「ま」はすぐに選ぶことができましたが，そのあとはわからなくなってしまいました。「やまがし」という音韻性錯語が出ています。4音節目は正しく言えていたので選択を促すと，「し」を選ぶことができました。残った3音節目に対して，選択肢を「な」と「が」の2文字に絞りました。そうすることで，Iさんは正しい「な」を選択することができました。

　音抽出においても，3音節目の「な」で困難を示しましたが，最後は抽出することができました（表1）。

表1 音韻のリハビリテーションの結果

漢字単語	音読	文字合成 (7～9文字から抽出)	写字	音韻抽出			
				1文字目	2文字目	3文字目	4文字目
浦安 ▶	＋	＋	＋	＋	＋	＋	＋
山梨 ▶	や…やな …＋	やま…し (3文字目な・がで迷う)	＋	＋	…＋	…＋	＋

言語聴覚士が考えたこと②

Iさんは,仮名文字を配列して語を構成したり,語の中から音を抽出することに障害を認めました。3音節語までは可能になっていたので,4音節語でモーラ合成と抽出の練習を行いました。

練習語を選択する際には,視覚的記憶が手がかりにならないように,仮名で書かれた表記を目にする機会が少ない語を選ぶこと,また,選択肢として提示する文字の数は,本人の力に合わせて考えることが必要です。Iさんに対しては,音の似ている文字を含め,7～9個の仮名文字を用いました。

練習中,Iさんに混乱している様子がうかがえたので,必要に応じ選択肢を減らしました。Iさん自身が間違いやすい音に気づき,正しい音を産生できるように誘導しました。

文字合成の後,音韻抽出を行いました。語頭→語尾→語中の順に難しさが増します。音韻の分解・抽出能力が向上することで,Iさんの呼称力が改善することが期待でき,練習を行いました。

一口メモ　音韻障害と語の想起

音韻障害があっても,語の想起は可能な場合があります。音韻障害が重度の場合は,音韻を正確に処理することよりも語の想起を活性化し,少しでも言える可能性のある語を増やすことが望まれます。語を想起する力は保たれているが,音韻障害により喚語力が低下している場合は,語彙想起の練習だけを行っていても改善せず,音韻操作能力の練習を行うことが必要です。

音韻操作能力を改善するには,仮名文字の使用が便利で,漢字の仮名ふり課題などが有効です。文字チップの使用も簡便で効果的ですので,患者さんの能力に合わせて適切に使用してみましょう。

まとめ

　音韻障害のある患者さんに対して，音韻のリハビリテーションを行った様子を示しました。伝導失語では，音韻障害は中核症状であり，音韻にアプローチを行わないと喚語の改善を図れないケースもあるので，見逃さないようにしましょう。ただし，仮名文字を用いた練習は難易度が高いので，適応をよく確認してから行ってください。仮名1文字の音読ができない場合は，仮名文字を用いた課題は行うべきではないでしょう。

column

検査の実施，呼称におけるヒントについて

　検査は，マニュアルに従って実施することが重要です。そうでなければ，結果を他の症例と比較して解釈したり，同じ症例の時間経過を追ったりすることが難しくなります。ただし，まったくマニュアルどおりに進めればよいかというと，そういうわけでもありません。マニュアルに書かれているとおりに教示すると，事務的になったり，すでに課題のやり方が理解されているのに刺激ごとに同じ発話を繰り返すことになってしまったりします。検査の実施は，失語症のある人に対して「親切に」が基本です。ただし，「課題が求めていることを決して邪魔しない」，が大前提ですので，内容や目的をよく理解して検査を行いましょう。

　そのうえでひと言。SLTAでは呼称においては語頭音がヒントとして提示されますが，臨床においては語頭音ヒントの持続性や有用性には疑問があります。何音まで提示すれば表出できるのかという情報は，音の系列がどの程度保持されているのか，あるいは音の提示によってどの程度活性化されやすいのかを判断する手がかりとなります。語頭音だけで表出されない場合，2音，あるいは3音目までというようにヒントを増やしてみるとよい場合があります。また，文脈あるいは意味的なヒントが有用かどうかは，迂言や意味性錯語が自己産生キューとして活用できそうかどうかを言語聴覚士に教えてくれますので，積極的に活用したいものです。検査以外の刺激を使って，ヒントの有用性について確認しましょう。

　　　　　　　　　　　　　　　　　春原則子

第 2 章

8 文の練習

音声・動画あり

「語を言うことはできるようになったのに，文を言えない」失語症者は少なくありません。語を想起して発話する力と，語をつなげて文にする力は，別のものです。患者さんの力に合わせて文を言う練習を行うことは，とても大切です。文の障害にはさまざまな機序があり，それに合わせてアプローチも変わります。ここでは，語の想起ができるにもかかわらず，文を言うことに障害のある2人の患者さんに行った練習を紹介します。

文の練習―①構文のリハビリテーション

1人目は，3回目の登場となるAさんです。ここでのAさんの音声を聞く前に，もう一度第2章第1節と第6節に戻り，Aさんの言語症状を思い出してみてください。

Aさん

患者の特徴

Aさん（男性，45歳，脳出血，右利き）
- 発症から5年経過
- 中等度右麻痺，ADL自立
- 中等度ブローカ失語
- 日常会話の理解は可能
- 呼称は比較的良好（SLTA呼称：15/20）
- 会話では喚語困難が目立つ
- 特に文が出にくく，言いたいことを言えない
- 構文検査の結果，理解はレベル3（助詞ストラテジー），表出はレベル2であった

Aさんの特徴として，呼称が良好であるのに対して，自発話の障害が強いこと，そして語は産生されるが，文になりにくい，ということがあげられました。SLTAでは名詞と動詞の表出に差はみられませんが，会話では名詞に比べて，動詞が産生されにくい傾向がありました。そこで，Aさんに対して，文を言う練習を行うことを検討しました。

構文のリハビリテーションの実際

構文のリハビリテーションを行いました。

『新版 失語症構文検査』の結果から，表出はレベル2であり，同検査の構文訓練の教材，4文節の非可逆文を用いて，文の発語の練習を行うこととしました。「（お母さん・子ども）が袋に（ボール・りんご）を入れる」という文を用いました（図1）。

「～が袋に～を入れる」という同じ動詞，同じ文型において，動作主（おかあさん，子ども）と対象（ボール，りんご）が入れ替わることにより，4つの異なる状況を説明する文をつくることができます。それぞれの絵に対して正しく文を産生してもらうことを目的とします。

● 手続き
- 用いる語（お母さん，子ども，ボール，りんご，袋，入れる）を確認しておく
- 4枚の状況を説明する絵カードを並べ，同時に文字カード（語と助詞を切り離したもの）を正しく並べて提示する
- 刺激文を言い，正しい絵カードを指さしてもらい，同時に復唱を促す
- 最後に，それぞれの絵カードに対し文の産生を求める

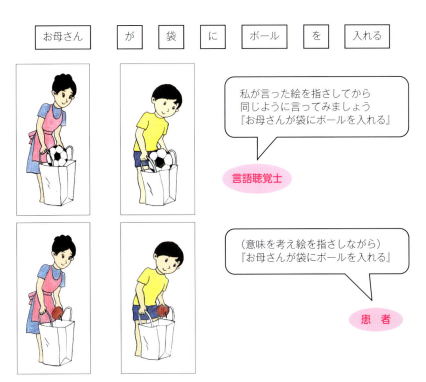

図1　構文リハビリテーションの手続き
（藤田郁代，他：新版　失語症構文検査．付属の教材を用いて作成）

構文のリハビリテーションのまとめ

　自力で文を言うことが難しいこの時期のAさんに対し，決められた文を表出しやすい状況をつくり，自力で文を言うことを求めます。この場合，喚語への負担はなるべく軽くし，本人にとって比較的言いやすい語を用いた課題を設定することが大切です。

　1つの動詞，同じ文型を用いて，語が入れ替わることによって，無限の場面を説明できる文を生み出すことができます。日常的に使用することの多い動詞を用いて異なる動作主や対象と組み合わせながら，言葉をつなげて文を産生する練習を行います（表1）。

表1　Aさんの構文のリハビリテーション

	聴理解 （＋文字提示）	復唱	文産生
お母さんが袋にリンゴを入れる	＋	＋	お母さんが…袋に…＋
子どもが袋にボールを入れる	＋	＋	子どもが袋に…＋
お母さんが袋にボールを入れる	＋	＋	未実施
子どもが袋にリンゴを入れる	＋	＋	…子どもが…子どもが…袋に＋ …リンゴ．えと，

＋は正答．

Aさんに現れた症状

- 音声と文字で提示された文に該当する絵カードを，正しく選択した
- 絵を選択しながら復唱を行った（実際には，2回行ったが，動画では1施行のみ示す）
- 最後に，絵カードに対する文の産生を促したところ，言いよどみながら3枚の絵カードに対し，正しい文を産生することができた
- 3枚目の絵の文産生でエラーが出現し始め，疲れた様子がうかがえたため，ここで終了とした

文の練習—②半構造化された場面での文の発話練習

　今度は，もう少し異なった形で行った文を言う練習をみてみましょう。先ほどの構文のリハビリテーションに比較して自由度を広げた，半構造化された場面での文の発話練習です。

Cさん

Cさん（男性，60歳代，脳梗塞）
- 発症から1年経過
- 中等度ブローカ失語
- 日常会話の理解は可能
- 呼称は良好（SLTA 名詞呼称：18/20，動詞呼称 10/10）
- 会話では語が出にくい
- 特に名詞に比し，動詞の産生が困難

 文の練習②の実際

ここでは，文の発話を促す練習を行うために，より現実の会話に近い場面を想定しながらも，一定の枠組みをつくり，失語症者が発話しやすい状況を心がけて，文の練習②形式での練習を実施しました。

「～が～を食べる」という文を言う練習のために，Cさんが呼称可能な食べ物の絵カードを用意しました（図2）。

手続きは以下のとおりです。
①机の上に，食べ物の絵カードをランダムに並べる

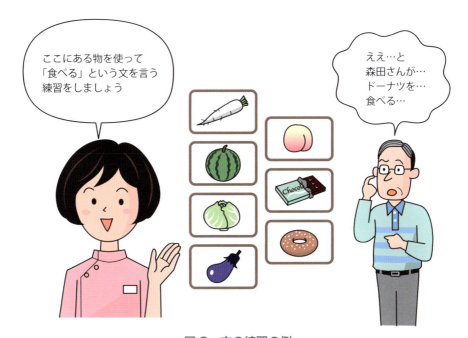

図2　文の練習の例

② 言語聴覚士と患者さんは交代で絵カードを選んで手に取り，食べる真似をする。患者さんに「○○が，××を，食べる」という文を表出してもらう
③ 可能であれば，「キャベツの千切りを食べる」のように，関連語を含んだ応用的な発話を引き出すように働きかける

表2にCさんの練習結果を示します。

表2　Cさんの文の練習

言語聴覚士	患者
この中のどれかを選んで召し上がってください まず，取ってください （チョコレート）	
	▶ 私が，えーチョコレートを食べる
（大根） このままじゃなくて，おろして食べます	大根…え・だい…森田さんが…大根を…おろす（おろして）大根を…おろして…食べる
（キャベツ）	これは…キャベツを食べる（ただ食べますか？）千切り…で食べる（「誰が」が抜けました）誰が…誰…えーわたしが…えーせんぎ，えーキャベツの千切りを…食べる
（なす） 私は焼いて食べたいです	なす ▶ やい…ええ…もり…森田さんが…やす…や…やす…えーと，森田さんが…焼きなすを…食べる
（桃） 桃を食べるときどうします？	私が…ええ…も，も…ええ…桃を…食べる ▶ えと，あの…皮が…（皮を）むいてええと…桃を…ええ…桃を…むいて食べる
（ドーナツ） 紅茶と一緒に食べたいです	▶ 森田さんが…ええ…紅茶と…ええ…ドーナツを食べる
（すいか） 誰ですか？ 夏の海辺でスイカ割りをしてから食べましょう	ええ…スイカを…ええ…スイ…えー，スイ…ええ…私が…スイカを食べる ▶ ええ…スイ…スイ…夏の…夏の終わりに…サイ…スイカを…うう…たべ…あの…スイカ割りで…食べる

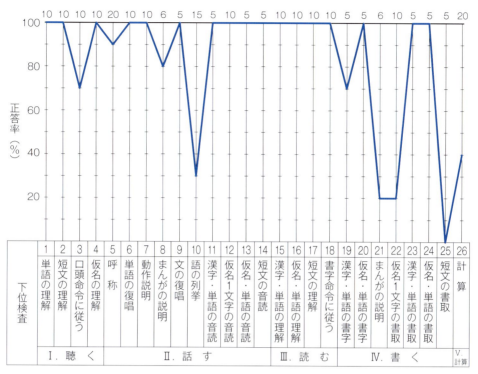

図3 CさんのSLTA

Cさんに現れた症状①

- 名詞の呼称は容易であり,「～が～を食べる」という3文節文は比較的容易に言うことができた
- 「キャベツ」に対して「千切り」,「桃」に対して「皮をむく」などの関連語の想起が可能
- それらを使って,自力で文を組み立てることは難しく,名詞や名詞句で止まってしまう
- 「誰がですか」「どうしますか」と問うことで,発語が促進され,文を言うことができた

 半構造化された文の発話練習のまとめ

ここで行った練習では,「『食べる』という語を用いて文をつくる」ことを求めましたが,そこからは比較的自由に自分が思いつく言葉を使って言うことを求める,会話に近い状況を設定した練習を目指しました。会話を楽しむことも,目的の1つです。

文を話せない失語症の人にとって,言葉がつながり,文を言うことができることは,とてもうれしいことです。言えた言葉を確認し,喜び合いながら,練習を進めたいものです。

般化の練習

　半構造化された場面で，「〜が〜を食べる」という文を言う練習を行った後，さら日常の会話場面で「〜を食べる」という文を引き出しておきたいものです。会話ですので，強制的に言うことを求めることはできませんが，なるべく自然に引き出す方法を考えましょう。

　表3のように，Cさんに般化の練習を行いました。

表3　Cさんの応用会話（般化）

言語聴覚士	患者
今日は朝ご飯は何を食べましたか？	▶ えーとね…あの…えーとね…パンを食べました
お昼は何でしたか？	▶ えーとね…えーとね…お昼は…ああ…ちらしずしを食べました
誰かと一緒でしたか？	▶ あの…女房と一緒に…食べました
夜は何が食べたいですか？	▶ 夜は…さしみ…かな…（長く言ってください）ええ…夜は…し…さしみを食べたい
何かついていますか？	▶ ええ…お酒を…飲む…とゆ…（お酒を）飲む…（飲むのが）ええと…お酒を飲む，のが…いいとおもぇます

Cさんに現れた症状②

- 「何を食べましたか・食べたいですか」の質問に対し，朝食と昼食は「食べた」，夕食は「食べたい」のように，正しく使うことができた
- 「パン」「ちらし寿司」「さしみ」などの名詞を使って，文を言うことができた
- 「夜は刺身を食べたい」という発語に，STが「何かついてきますか」と尋ねると，「お酒を…飲む…という…」と，内容を拡大した発話が聞かれたが，文を完成させることができなかった
- 「お酒を飲むのが」と援助すると，「お酒を飲むのがいいと思います」という文を産生することができた

 般化のまとめ

　「食べる」という語を用いて行った半構造化された練習の後で，般化の練習を行うときは，患者さんとも目的を共有しておくとよいでしょう。失語症者にとっても，練習した語を会話の中で用いることができることは，とてもうれしいものです。半構造化された練習と同様の整った文が言える必要はなく，短い文になってかまいません。普段は動詞の産生が困難な人であれば，般化の会話の中で動詞が出現しただけでも効果があったと捉え，言えたことを評価してよいでしょう。

全体まとめ

　文の練習について,「構文のリハビリテーション」「半構造化された文の発話練習」を通じて,考えてみました。語は言えるが文が出にくい人には,ぜひ文の練習を取り入れてみてください。

　文を言うための手がかりには,いろいろなものがあります。「皮を…」と名詞句で止めることにより,「むいて食べました」と文が続くことがあります。最小の援助で本人らしい発話を引き出すことを,常に考えましょう。本人が言いたいことを,すべて言ってしまうのでは本人に達成感はなく,練習にもなりません。逆に,援助が少ないと「言えない」という思いだけを強めてしまいます。ゆっくり待ちながら,最小の援助で発語を引き出せるようなヒントを出せるようになりましょう。

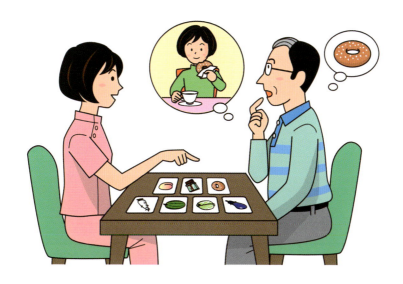

第 2 章

9 重度失語症者への関わり

 音声あり

言語機能が重篤に障害されている場合，認知機能の低下を伴うことはよくありますが，比較的良好に保たれている場合も決して少なくありません。そして，患者さんは言いたいことや聞きたいことがあり，他者と関わりたいという気持ちをもっています。重度失語症者とコミュニケーションを図ることは容易ではなく，本人から表出される言語だけでやりとりをすることは困難です。しかし言語聴覚士が発話を誘導するなど会話のスキルを駆使することで，部分的であってもやりとりを成立させることができます。ここでは，歌唱を用いた発声・発語の練習も紹介します。

会話をする

 Mさん

患者の特徴

Mさん（80歳代，女性，脳梗塞，右利き）

- 発症から3カ月経過（入院中）
- 重度右片麻痺（図1）
- 認知機能は軽度に低下（RCPM：15/36）
- 重度失語症（全失語，図2）
- ADL：重度介助

RCPM：レーヴン色彩マトリックス検査

現れた症状

- 聴覚的理解は重度に障害されているが，なじみのある話題であれば大まかに理解できる
- 自発話は重度に障害されており，ほぼ認められない
- 「えー」「ない」などいくつかの常套句の発語，簡単な語の復唱が一部可能である
- コミュニケーションは重度に障害されているが，言語聴覚士の誘導により，限られた話題であればやりとりを行うことができる

9 重度失語症者への関わり

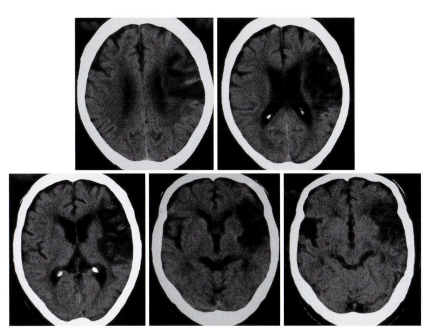

図1 MさんのCT画像
左半球中大脳動脈流域に広範囲の梗塞巣を認める.

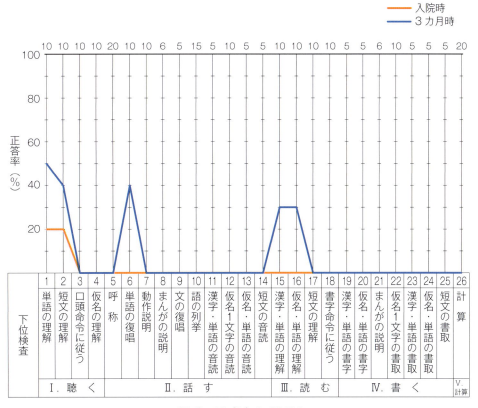

図2 MさんのSLTA

音声データ

表1にMさんとの会話の様子を示します。

表1　Mさんとの会話

言語聴覚士	患者
ご家族はお元気ですか？	▶ えん……す
お孫さんはもう勤めている？	▶ んー…しんね*1
ひ孫さんはいくつ？ まだ小さい？	▶ ねんねんね（Mさん：頷く）はい
幼稚園？	▶ おおーわない
いってる？いってない？	▶ いでない*2
幼稚園の前？	▶ はい
3歳くらい？	▶ はい…なんねー
男の子？女の子？	▶ おた（もう1回）おのこねー（男の子）
わんぱく？	▶ んーもーわかねー（Mさん：表情で肯定）*3
元気？	▶ えーともかくね（Mさん：頷く）*4

現れた症状

* 1 応答は素早く，「ない」「はい」などの常套句が出現。声を出しながら，肯定的に頷く
* 2 引き延ばして否定を表現したり選言質問に復唱的に返答するなど，多様な応答
* 3 プロソディを変化させ，ひ孫に関する会話を楽しんでいる様子
* 4 おおまかであるが，一定の情報のやりとりが可能

 Mさんのコミュニケーションの特徴

Mさんは全失語を呈し，検査上理解障害，発話障害とも重度でした。しかし会話を行ううえで以下のような有利な残存機能があり，それらをうまく誘導することで，部分的に会話を行うことが可能でした。

 Mさんのコミュニケーションに関わる機能

- 単純な内容であれば，文脈から話題を理解できる
- 表情が豊富，一部身振りも出現する
- 「えー」「はい」「ないね」などの常套

句が多く出現する
- 表された発語において，プロソディが比較的豊富である
- 「はい・いいえ」質問に素早く応答し，簡単な内容であれば正しく応答できる
- 選言質問など，話者の発話の一部を復唱し，応答することがある

言語聴覚士が行った発話誘導方法

- 本人の興味のある話題を用いて，意欲を引き出す
- タイミングよく斉唱（復唱）を促す。
- 「はい・いいえ」で答えられる明確な質問を用い，返答を引き出す
- 表情，プロソディ，ジェスチャーを多用する
- 適切に相槌を打つ
- 常套句を引き出しコミュニケーションに用いる
- 選言質問を用いて，復唱を引き出す
- 理解のために文脈を使う

まとめ

重度失語症があっても常套句の発語や簡単な語の復唱が，可能であることは少なくありません。これらの力を，会話で十分に引き出すことには大きな意味があります。意味のある語を言えない人でも，少しでも発語を増やすことが重要です。

Mさんが，全失語でありながら話題によっては会話が成立した要因として，認知機能に明らかな低下がなかったことに加えて，特に意欲や表情変化がよく保たれ，他者とのやりとりに拒否がなかったことがあげられます。残存機能を見逃さず，患者さんの力を引き出せるよう，働きかけてみてください。

歌唱をする

失語症者にとって，歌唱は比較的楽に行え，発声や発語の練習になることがあります。

リズムや音程を伴う歌唱は，言語機能とは機序が異なり，脳の右半球の関与が考えられていること，また多くの場合，歌唱は意図的ではなく，自動的に産生され，失語症者にとっては有利です。

重度発語失行を呈し，意図的な発声が困難な人でも，歌唱であれば発声が可能なことがあります。また，歌唱をきっかけに発声の手がかりを得て，発語につながることもあります。「声が出る」「大きい声を出せる」という観点からも，メリットがあります。事例でみていきましょう。

Nさん

患者の特徴

Nさん（男性，70歳代，脳梗塞，右利き）
- 発症から4カ月経過（入院中）
- 重度右片麻痺
- 重度失語症（全失語）を認める
- ADLは中等度介助
- 認知機能は軽度に低下

Nさんに現れた症状

- 単語の理解は不確実，文は困難
- 自発話はわずかな常套句のみでほぼ認められない
- 重度発語失行により，復唱は重度に障害されている（SLTA単語の復唱：1/10）
- 系列語であれば，音は正しくないが，発語することができる
- 口形提示や誘導があれば，簡単な単語を部分的に復唱することができる
- 誘導により，歌唱を行うことができる

 発　声

自発話のないNさんには，まず発声を行ってもらいました。重度の発語失行があると，発声を持続することが困難であることも珍しくありません。意識するほど声が出にくくなる場合が多いので，身ぶりを用いて力を抜いて自然に声を出すことを促し，安定した発声が可能になることを目指しました。

 系列語

次に，数唱を行ってもらいました。数唱は代表的な系列語であり，重度失語症者にとっても比較的容易に発語できます。Nさんは重度の発語失行のため，斉唱で行いました。数字を言う際には母音も誤っていますが，それでもリズムに乗って正しく言える音もあります。このように系列語は発話を促すために有効です。

 復　唱

Nさんの復唱は重度に障害されています。「あめ」「うま」「あたま」などの短い高親密度語であれば，いくつか言うことができますが，音は歪むことが多く，発話開始時の困難も顕著です（表2）。

この時期は，しっかりとした口形提示，絵や文字も合わせて語彙の喚起を行って，確実に言える語を増やし，自信をもってもらうことが大切です。

9 重度失語症者への関わり

表2 Nさんの復唱

言語聴覚士	患者
あめ	▶ あー△
うま	▶ うmë
いえ	▶ いーê
あたま	▶ ＋
みかん	▶ mïかん
たまご	▶ ―／（斉唱）△mä△ご

歌 唱

　歌唱能力には個人差が認められます。本人の拒否が強い場合は，やめておきましょう。しかし，重度失語症者には歌唱は一度は試しておくべきだと思います。

　Nさんに歌唱を行ってもらったところ，メロディに乗って発声が促進されています。繰り返すことで，産生可能な音が増えていきます。昔懐かしい歌を歌うことは，不快ではない様子です。リラックスして声を出すことで，Nさんの構音が引き出されていきます。

　そこで2回目はより正確に音を発語することを目的に，だいぶ遅いペースで歌ってもらいました。口形提示や一緒に歌うことで，音声の手がかりも豊富に与えられます。

　歌唱では気持ちが乗ると，より大きな声が出ます。自分でも声が出たという実感があり，満足感にもつながります。重度失語症者の場合は「声が出る」という自信をもってもらうことが大切であり，歌唱を用いることが有効である例は少なくありません。

一口メモ　復唱の成績

　数値から復唱が保たれているか障害されているかを判断するには，気をつけなければならないことがあります。

　SLTAの単語の復唱は，大変やさしい課題ですので，10/10であっても復唱が良好ということはできません。反対に1つでも誤りがあった場合は，問題があると考えるべきでしょう。

　文の復唱の解釈は，言語性短期記憶や言語機能以外の高次脳機能障害の影響を受けることがあります。注意障害や発動性低下などの影響により，復唱の成績が下がることがあります。数値だけに着目するのではなく，誤り方を正しく捉えましょう。

まとめ

　重度失語症者の場合，言語機能だけを用いてコミュニケーションを行うことは困難であり，本人にとっても苦痛です。残された機能を存分に使用することが必要になります。書字，描画，身振りなどを試し，能力を向上させることが重要です。また，ここで用いたように，常套句などのわずかな発語を利用し，声を用いたやりとりが行えることには，大きな意味があります。「声を出す」目的で，歌唱も有効で，重要なリハビリテーションの役割を果たすことがあります。

一口メモ　歌　唱

　言語聴覚士によって，音楽に対する知識は異なります。知っている歌の数も違います。音楽は言語聴覚士になるための必須の領域ではないので，音楽に対する知識を必ずもっていなければならないわけではありません。しかし，患者さんが子どもの頃に歌った歌を一緒に歌うことができると，リハビリテーションが効果的に進められることはよく経験することであり，患者さんが知っている可能性のある歌のレパートリーを増やすことには大きな意義があります。

　上手にかけ声をかけるとともに，患者さんの音程に合わせたキーで歌い出すことで，歌唱を促進できることがあります。筆者は「うさぎとかめ」を多く用います。誰でも知っている童謡であることに加え，適度なスタッカートがリズミカルで乗りやすく，声を引き出せることが多いと感じています。ただし，Nさんのように，淡々としたリズムで歌ったほうが，音が出やすいこともあります。

column

はつ恋

　Oさんの話の中（➡ p106，表5）に出てくる「はつ恋」とは，2012年NHKで放送され評判になった，切ない恋愛ドラマです。木村佳乃さんが主人公の言語聴覚士を演じ，失語症患者の役で伊原剛志さん，大竹まことさんが出演したことから，話題になりました。闘病中にこのドラマを観たOさんは，失語症のリハビリテーションの様子や回復途中で苦しむ患者さんの様子に強い衝撃を受け，涙が止まらなかったそうです。

　縁あってこのドラマの失語症に関する演技指導に関わった筆者は，撮影終了後に日本言語聴覚士協会から出版されたドラマの解説書の執筆にも関わりました。Oさんはこの本を購入してくださったのです。はじめに読んだときは書かれている内容が読みとれなかったのに，時間をおいてもう一度開いてみると一度目には読み取れなかった内容が理解できるようになっているのを感じて，とてもうれしかったと話してくださいました。

　失語症の回復はとても緩やかで，なかなか自分で実感できないものです。時間がかかってもできなかったことができるようになることで改善を実感し，生きる勇気を取り戻すことには，大きな意味があります。患者さんが気づかずにいる回復を見つけ，喜びを共有できる言語聴覚士になりたいものですね（Oさんの事例はp.102に登場します）。　　森田秋子

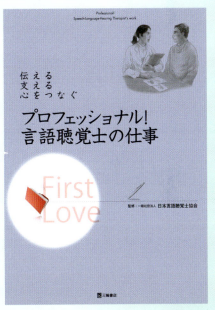

（日本語聴覚士協会（監）：プロフェッショナル！言語聴覚士の仕事．三輪書店，2012）

第 2 章

10 意味理解障害の長期的回復

▶ 音声・動画あり

　ここでは，意味理解障害に着目して，ある失語症患者の長期的な変化をみていきます。特に，入院初期と 2 カ月後の急激な症状の変化を示しましたので，これについてまず考えてみましょう。さらに，2 年後の様子からも，失語症の推移について理解を深めてほしいと思います。

入院時（発症 1 カ月）

　それでは入院初期の様子からみていきましょう。

O さん

患者の特徴

O さん（女性，40 歳代，クモ膜下出血，図 1）

- クモ膜下出血後の血管攣縮により，失語症を生じた
- 1 カ月後，回復期リハビリテーション病院に転院
- 運動麻痺はなく，早期から ADL 自立
- 認知機能に明らかな低下なし
- 発症時より正しくない発語が豊富に表出される

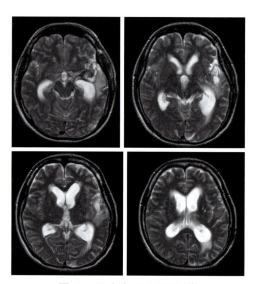

図 1　O さんの MRI 画像
左側頭葉極〜中前頭回皮質下．

会　話

表1にOさんとの会話の様子を示します。発話の特徴をみると，発話量は普通で，だらだらとした発話が続き，文が完成しない傾向がありますが，句の長さは「まずは，だいはつは，ゆうひ，ゆう，かけいは…いかされるとおもいました」のように6文節以上と長く，プロソディも保たれていることから，発話は流暢といえます。

また，「りゅうふ」「とぎない」「たいてん」「しぐい」などの語があふれるように滑らかに続き，内容を推し量ることができません。Oさんの言語症状の大きな特徴は，顕著な新造語と語性錯語にありました。発話のほとんどに新造語と語性錯語が現れ，発話は新造語ジャルゴンを呈していました。

呼　称

表2にOさんの呼称の様子を示します。「雨」→「しゃまな」，「靴」→「ありくれん，ありくらっしゅ」などの新造語が聞かれます。また，特徴的な症状として，「ローカルのキャッチ」「とれんち…の…かび・けび…」のように，新造語や語性錯語をつなげていく傾向を認めました。さらに，「雨」の呼称の練習の際に「ザーザー降ってる？」のヒントに対して「ザーザー降ってるものは…」と言語聴覚士の言葉をそのまま発語する様子がみられました。

無意味音節の復唱

復唱は，単語は良好でしたが，文は十分に保たれているとはいえませんでした（SLTA単語の復唱10/10，文の復唱2/5，例「SLTA短文④」→「あめがふりかざんでいるので，むしにはっぽうはできません」）。

復唱障害の機序を掘り下げる目的で，無意味音節の復唱を行いました（表3）。その結果，2〜5音節で8/8可能でした。

表1　入院時（発症1カ月）の会話

言語聴覚士	患者
最近の調子はいかがですか？	そうですね…だから…りょ，りょう…りゅ，りゅうふを，とぎないと，あの…そ，そこのげんいんには…あの…たいてんが…たい，た，たいようが…しぐいわけで，あの…まずは，だいはつは，ゆうひ，ゆう，かけいは…いかされるとおもいました

103

表2　入院初期の呼称

言語聴覚士	患者
テレビ	ローカルのキャッチ…キャッチローカル（見る？）るローカルは見ます （て）てん..てん…ロ，ローカル（テレ）ビ，テレビ
雨	…しゃまな，しゃまな，ロ，ローカル（ザーザー降ってる）ザーザー降ってるものは…ザーザーふってるものはちょっと（ザーザー降ってるのは，あ）め，あめ
靴	ローカル…あーようは…あーあ，ありくれん，あーありくらっしゅ（歩くときにはく，く）くつ，くつ，ありくれん
たまご	とれんち…の…か…か，かび・けび…（食べますか）あにめ…はっしゅ（鶏の生んだ）かふぇいん（た）…たま・ご，たまご

表3　無意味音声の復唱

言語聴覚士	患者
けそ	＋
けま	＋
さてろ	＋
ゆして	＋
いこりせ	＋
へみらも	＋
となほきる	＋
むのわつろ	＋

（　）内は言語聴覚士．

現れた症状（入院初期）

- 聴覚的理解は単語から不確実で，複雑な文の理解は困難である
- 発話は流暢
- 自発話は新造語が多発し，新造語ジャルゴンを示す
- 呼称とも，語性錯語，新造語が豊富に出現する
- 復唱は，単語は良好，文では障害を示すが，無意味音節の復唱は良好である

入院初期のまとめ

　発話は流暢で，新造語や語性錯語が出現すること，理解障害があることから，Oさんの失語症のタイプは，ウェルニッケ失語が疑われました．ただし，音韻性錯語が目立たないこと，復唱能力の評価が難しいことから，診断しにくい状況でもありました．無意味音節の復唱が5音節までできていること，さらに，やりとりの中にエコラリアが出現することを考えると，復唱の障害は大きくなく，超皮質性感覚失語の可能性が否定できない状況でした．

2カ月後（発症3カ月）

会　話

　発症から2カ月たったOさんの会話を表4に示します．

表4　2カ月後の会話

言語聴覚士	患者
今お話はどんな状態ですか？	今は，け，健康な時とあのー，比較すると，つらくなって，きます
以前と比べるとどうですか？	あの…私，よくなっているって言うんですけど（みんなはね）でも，なんか健常な時と比べて，あの，すごく悪いなあと思って…
自分の状態に気がついてきているかもしれないですね	なんか，私のとこに対しては，すごく，えーと，ゆーいいっていうことをなんか聞いてますけど…私の中では，なんかよくないって思ってて…

（　）内は言語聴覚士．

 2カ月後のまとめ

2カ月後，Oさんの発話では，新造語はほぼ聞かれなくなり，呼称の誤りは語性錯語に限局されていきました。また，文の復唱が3/5に改善しました。

入院2カ月で単語，短文の理解は改善しましたが，口頭命令の理解は依然として困難で，理解障害が残存していました。

これらを総合するとこの時点で，Oさんの失語症のタイプは超皮質性失語であると判断しました。

2年後

発症から2年経過したOさんと会話をする機会を得ました。発症からの時間を振り返り，今の自分の症状について感じていることを話してもらったので，聞いてください。

 2年後のまとめ

発症から2年が経過したOさんの失語症の症状は，SLTAの結果（図2）や表5に示すように大幅な改善を示しているのがわかります。

会話の様子からも，「落ち込んだときには，今までできなかったことを，トライしてみるんですね」などのように，長い文を比較的スムーズに話しているのがわかり，日常会話がおおむね可能になっています。

現状の失語症状に対する本人の評価は，「聞く力」は8割の回復で，早口で省略しながら話す人との会話に困難を感じるとのことでした。「話す力」は4割の回復で，病前に比し困難を感じていることがわかります。しかし，Oさんは

表5　2年後の会話

言語聴覚士	患者
自分の状態に気がついてきているかもしれないですね	毎日，あれを書かないと，わからなくなるんですよ（あれっていうのは？）手帳…手帳に残さないと，頭に残らない 最近気づいたのは，昔は読んでも頭に残らなかったのが残るようになって，励まされるんですよ
自分が変わってきていると感じたときに回復を感じて？	だから，あの・あのさっき，えっと，は…ドラマだった（「はつ恋」？）「はつ恋」，「はつ恋」*の…ああいうのをみると，なんか，みると，昔はみてもわからなかったものが，なんかわかるようになってきてるので，だから，落ち込んだ時には，うーんと今までできなかったことを，やっトライしてみるんですね そうすると…あ，できるようになってる…って思って，癒されるんですよ
しゃべることと聞くことが今どれくらいかですが，聞く力は元に戻りましたか？	…はっちわりぐらいは戻ってきたと思います
残りの2割は？	見ず知らずの人と会話をしてると，理解し，できないときが（初めて会う人？）そうそう しる，私のこと知らなくて，いろんなことを聞いてきたり，いろんなことを答えてきたりとかってやられると，あれー，わからない
話が飛ぶ人？早口？	早口…（早くて）主語がない…そうそう，そうなんですよね（省略されるとわかりにくい）そうそうそう
言うほうは？	あのね，ゆうほうは，ゆえることだけを選ぶ
病気をする前はもっと言えたというのと比べると，何％くらい戻っている？	いやー，40％ぐらいしか戻っていない
40％，厳しい評価ですね	でも，最近は，第二の人生だなとおも，思うことにして..そこに戻らなくても，ま，幸せになることは 第二の人生として，充実した人生に変えていくっていうのが…いいのかな，って…

* p.101 コラム参照．（　）内は言語聴覚士．

現れた症状（発症2年後）

- 日常会話の理解はおおむね可能である
- 早口で話され細部を省略して話されると理解できないことがある
- 喚語困難は残存しているが軽症化し，日常会話であればおおむね言いたい内容を伝達できる
- 詳細な内容を十分に表出することはできない
- 記憶に残りにくく，メモをとることが必要である

10 意味理解障害の長期的回復

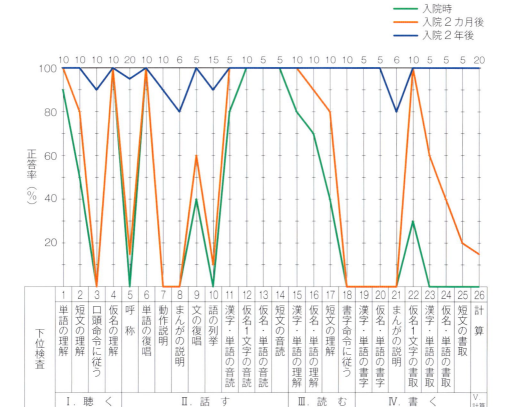

図2　OさんのSLTA

ここまで回復した自分を肯定し，できることをしっかり行って前向きに暮らしていこうとしています。失語症の回復について，私たちに多くのことを教えてくれています。

まとめ

Oさんのように，発症早期に失語症の症状が，大きく変動していく事例に出会うことは少なくありません。そのため，この時期に無理にタイプ分類を行うことは，適切でない場合もあることを心得ておきましょう。

しかし，タイプを検討することをまったく試みないのではなく，「ここは○○失語の症状と重なるが，この点が異なる」というように，視点を整理しておくのは重要なことです。

第 2 章

11 文の発話障害の長期的回復

▶ 動画あり

> 失語症は，長期間にわたって回復がみられることがあることがわかっています。特に若年者の場合は，長期的な回復があることを前提とした支援が必要ですが，医療・福祉制度の中で長期的な支援が受けられない失語症者が多いことも現実です。まずは，長期的な回復があることを知ってください。可能なかぎり，適切な援助ができるように働きかけていきたいものです。

「会話」（第 2 章第 1 節），「呼称」（第 2 章第 6 節），「構文」（第 2 章第 8 節）に登場した A さんに，もう一度登場してもらいます。これまでの時期から 5 年経過しています。5 年後の A さんの言語・コミュニケーションをみていきましょう。

 A さん

患者の特徴

A さん（男性，49 歳，脳出血，右利き）
- 発症から 10 年経過
- 中等度右麻痺，ADL, IADL おおむね自立
- 軽度ブローカ失語

会話を聞く

ここから聞くのは，発症から 10 年が経過した時期の A さんの様子です。あらかじめ以前の状態について確認をしておいてください。

 会 話

まず，会話を聞いてください（**表 1**）。A さんの発話の特徴をみると，プロソディの障害を認め，構音の誤りが出現しており，発語失行が残存し，非流暢な発

表 1 会話

言語聴覚士	患者
最近お母さまはお元気ですか？	あ，げ，えーと，元気です
どんな生活なんですか？	えーと，リハビ…リハビリ行って…月に2回も…い，行っています
前はけんかもありましたが	け，けんかしてます
最近はどんなけんかがありました？	えーと…口きかないですね
きっかけは何だったんですか？	えー，ごはん作る作らないで，普段，外食の，えー，ほうに…動いてますから
仲直りはできましたか？	あ，仲なろりっていうのは…えーと根本は，平行線なので，えー，えーと，ロシアとアメリカの関係みたいですね

話の特徴を示しています。しかし，5年前の発話と比較すると，発話量が増えており，「普段，外食のほうに動いていますから」のように比較的長い文をしっかり完結させて話すことができています。依然として喚語困難を認めますが，実質語が表出されやすくなり，情報量のある文の産生が可能になり，Aさんらしい個性あふれる会話が行われています。

現れた症状
- 発語失行は改善するが残存（発話量，句の長さの向上）
- 喚語困難は改善するが残存（会話中の実質語の増加）
- キャッチボールのような，テンポのよい会話が可能
- 豊富な表現でウィットに富んだ会話が可能

呼 称

次に，10年後の呼称について，みていきましょう（**表2**）。

5年前に比し呼称の正答率が向上し，また呼称できるまでの時間が短くなっていることから，呼称力が向上している様子がわかります。さらに，「懐中電灯」を「かいつうでんとう」など，発語失行による音の誤りが残存してはいますが，5年前には復唱で困難であった「トライアングル」がきれいに発話されており，発語失行が軽減しているのがわかります。

現れた症状
- 喚語困難は残存するが，低親密度語の呼称が改善（5/9 → 8/9）
- 発語失行は残存するが，軽減（4/9 → 6/9）

表2 呼称

言語聴覚士	p：sp	語として	音として
シャンプー	▶ ＋	＋	＋
消火器	▶ ＋	＋	＋
トライアングル	▶ ＋	＋	＋
かまぼこ	▶ ＋	＋	＋
アドバルーン	えーと…（デパートの屋上に） ▶ 昭和じゃないと答えられない， アボバルーン.. ／ アoバルーン	＋	－
いかだ	▶ えー，えーと，あ＋	＋	＋
馬跳び	▶ えーと，なん…えーど	＋	－
懐中電灯	▶ えーと，かいつうでんとう，＋	＋	－
タンバリン	▶ ＋	＋	＋
		8/9	6/9

＋は正答，－は誤答．

情景画の説明

　情景画（**図1**）の説明の結果を**表3**に示します．

　5年前，同じ絵を用いた情景画説明の場面では，自力では長い文の産生が困難であり，わずかに「犬」「散歩している」などの発話ができたにすぎませんでしたが，自力で6つの場面を抽出して，やや時間を要するものの，必要な語の想起

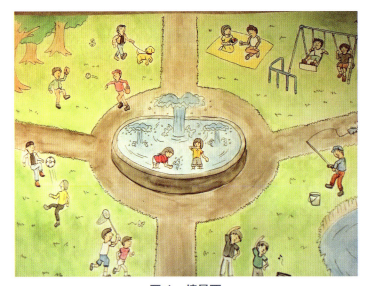

図1 情景画

表3　情景画の説明

言語聴覚士	患者
誰が何をしていますか？	さんぽーしている，犬の散歩，をしている えー，兄と弟がキャッチボールをしてる えー，サッカーをしている 蝶を…えー…2人で…えー追っかけている ▶ 第一体操を…えー運動を…えー…行っている え…釣りをしている，えーと…ブランコをしにきてる えっと，何だっけ…えーと 昼のランチをごちそうし，してる
誰が作ったんですか？	▶ ほかべん（ほっかほか）べんとう 彼女は弁当を…ほかべんにして，彼女から彼氏にあげた
全体をながめましょうか？全体を見て何か言えますか？	▶ 公園のお昼の情景 千葉県，市川，日曜日，で春
単語が出ました．どういう場面でしたという文でまとめましょうか	▶ おい，おだやかな日（人がたくさんいますね）そうですね
どんなふうに過ごしていますか？	▶ 午後の，えーお昼を食べ終わった時期の，公園で，nー…釣りをするのもあり，こう，チャ，キャッチボールするもあり，サッカーでリ，リフティングするのもあり（など？）など，おー，人それぞれ，nー，のどかにすろしていた

（　）内は言語聴覚士．

ができ，おおむね適切な文を産生しています．文の表出について明らかな改善を認めていることがわかります．

しかし，視点を変えて，情景画全体の説明を行うことを求めても，自力では困難でした．

現れた症状

- さまざまな場面を描いた情景画で，6つの場面を抽出し文を用いておおむね適切に説明が可能
- 弁当を食べている場面の説明で，「昼のランチをごちそうしている」という不正確な文を表出
- 自力では，情景画を全体的に説明することは困難

この日行った文の発話の練習

 ●「弁当を食べている」場面の表出

　Aさんは，若い男女が弁当を食べている場面を説明しようとして語が出てこずに無反応になり，時間を要して「昼のランチを…ごちそうし，してる」と発話し

ました。しかし，最も言いたいことが言えたわけではなさそうです。

　言語聴覚士は，「べんとう」という語を引き出すことも目的に，「誰が作ったんですか」と質問してみました。するとAさんから「ほかべん」という発語がありました。そこで，「ほかべんというのは，ほっかほか…」と誘導することで，「べんとう」という語が発語できました。

　「弁当」や「ほかべん」という語を喚語できた後，Aさんは「彼女は弁当をほかべんにして，彼女から彼氏にあげた」という，Aさんらしいウィットに富んだ文を表出することができました。

 絵の全体を眺める

　情景画のそれぞれの場面の説明をすることができましたが，この絵に対して視点を切り換えた発話を引き出すことはできないでしょうか。Aさんは，認知機能は良好であり，この絵の全体の状況について，言いたい内容を思い描くことは十分に可能と思われます。そこで，「今度は全体を眺めましょうか」と尋ねてみました。Aさんは，「公園のお昼の情景，千葉県，市川，日曜日，春」と，この絵から想像される地名や時期などの語を言うことができました。

　言語聴覚士は，文の発話を引き出そうと思い，「どういう場面か，文で言ってみましょうか」と促し，Aさんが表出した語をもう一度こちらから提示しました。するとAさんからは「おだやかな日」という，この絵のタイトルになりそうな抽象的な語を表出することができました。

　さらに言語聴覚士は，Aさんの視点を切り替えるために，「人がたくさんいますね」と言いました。Aさんは，「ああ，そうですね」とうなずき，「午後の，お昼を食べ終わった時期の，公園で，釣りをするのもあり，キャッチボールするもあり，サッカーでリフティングするもあり」と絵の全体を一気に説明しようと試みましたが，再び細部の説明に移行していきました。「全部は言わなくてもいいですよ。など…」と切り替えを促すと，「…など，人それぞれのどかにすろしていた」と，説明文を完結することができました。

言語聴覚士の考えたこと

　Aさんは喚語力や単純な文を発話する力は回復しましたが，まだ十分に話すことができるわけではありません。Aさんの発話能力がこの先さらに向上していくためには，言語機能だけでなく，高次脳機能の関与も必要です。

　言語聴覚士は，失語症者に対して，少しでも発話を引き出せるように働きかけ

ることができることが望まれます。そのためには，Aさんの発語を阻害している要因を常に推測し適切な援助を行うことが求められるでしょう。必要な練習を考案し実施することも重要です。

この日のAさんとの練習では，関連語を引き出すための手がかりを与える，発話する内容の視点を切り替える，発語できた語を再提示する，などの援助を行いました。

まとめ

　Aさんの発症から10年目の様子と，その頃のAさんに行った練習を見てきました。発症5年後と比較して，改善しているのが理解できたと思います。

　このように失語症は長期的に改善することがわかっています。しかし，患者さんが十分な援助を受けられる体制が整っているとはいえません。言語聴覚士は，失語症の回復の可能性を理解し，援助が必要な人が適切な援助を受けられるように，努力をする責務があります。

　失語症は困難な障害ですが，改善し言葉を取り戻していく価値と喜びは，患者さんだけでなく家族や言語聴覚士にとっても大きいものです。専門性を発揮し，失語症者の回復を支援できる言語聴覚士になりましょう。

第 2 章
12　心に寄り添う

> 本書では，失語症の症状の捉え方を中心に話を進めてきました。実際に言語聴覚士が失語症者に関わるときには，失語症状をみていればよいわけではなく，その人の全体を理解し，人として関わっていくことが必要です。コミュニケーション障害による，生活上の不便，復職困難，社会からの孤立などの問題が生じ，心理的トラブルが起こることも少なくありません。本書の締めくくりとして，これらの問題を考えます。

失語症者に起こる問題（機能，能力）

　失語症は，脳梗塞，脳出血などの脳血管疾患により生じることが多く，脳梗塞では70〜80歳に，脳出血では40〜50歳代でも多くみられます。損傷域によって片麻痺などの運動障害を生じ，ADLの低下を呈することもあります。損傷域の部位や大きさによりますが，発症直後はしばしば高次脳機能障害の症状を呈します。徐々に改善しますが，病前の状態や年齢などによっては，認知機能の低下が残存する場合も少なくありません。その場合には，ADLの改善にも制限があり，生活するうえで介助を必要とすることもあります。

失語症自体の回復

　本書でも事例で示しましたが，失語症は長期的に回復を示すことが多く報告されるようになりました。ただし，誰もが長期的に改善を示すわけではありません。大きく影響する要因の第1位は，年齢です。認知機能が保たれていることも重要です。また，前向きに生活できる環境があることが，回復に影響します。
　回復の進み方は発症直後が大きく，やがてなだらかになるのが通常ですが，発症直後よりも1年以上経過してから，回復が促進される状況が整い，明らかな回復を示すことも少なくありません。ただし数年を経て回復する場合もなだらかな回復になるので，機能回復だけを目指す生活を長期に続けることは好ましくありません。

失語症者に起こる問題（生活，人生，心理）

　人間を象徴する機能である言語を損なわれることは，その人の人間としての存在を脅かし，アンデンティティを見失わせてしまうことが少なくありません。思考や記憶にも影響を与え，生活そのものが変容を余儀なくされます。しばしば職業の継続を難しくします。

　言葉によるコミュニケーションに支障をきたすことにより，これまで築いてきた関係を脅かし，職場，地域，友人，家庭の中での孤立を生じます。参加の機会の減少，引きこもりにつながることもあります。こうした状況から，失語症者の抑うつ症状がみられることは少なくなく，適切な対応がない場合には，活動の低下から，認知機能の低下，寝たきりにつながってしまうこともあります。

障害の克服

　失語症は厳しい障害です。しかし，本人や周囲の人々の努力，克服のためのきっかけを逃さず，取り組んでいくことで，障害が完全に治らなくても，生き生きとした人生を取り戻し，前向きに生きていくことができることは少なくありません。

　言語聴覚士は，失語症者の長期経過を知り，また失語症者が経験することの多い苦しい状況を理解し，自分たちにできることは何かを考え，その生活や人生の支援をできる存在でありたいものです。

事例紹介

患者の特徴

TNさん（男性，40歳代，脳出血）

　仕事は水道職人の一人親方，妻と二人暮らし，子どもはいない．性格は明るく活動的．趣味は釣り．

　突然襲った脳出血により，右片麻痺，失語症を生じた．急性期，回復期リハビリテーション病院にて理学療法，作業療法，言語聴覚療法を受ける．発症6カ月後，屋内のADLは自立，簡単な会話は可能になったが，復職の目途は断たないまま，自宅退院となった．

● TNさんの失語症状

　TNさんの失語症のタイプは超皮質性感覚失語でした。発症2カ月程度は記憶や注意の低下を認め，喚語困難が顕著

でしたが，早期から復唱は良好でした。徐々に喚語力の改善を認め単純な内容であれば伝えられるようになりましたが，十分な内容を伝えることはできず，聴理解の障害のため，話の細部を理解できない，複数で話す会話に入れない，などの問題が残りました。

● TN さんに生じた問題

さて，TN さんに生じた問題を見ていくことにしましょう。

まず，職業を続けられなくなり，収入が途絶えました。屋外での行動は制限があったため，自由に行きたいところに行くことや，趣味活動を行うことができなくなりました。会話のやりとりができないため，これまで付き合ってきた人々との人間関係が狭められることになりました。

回復期リハビリテーション病院退院時，TN さんの障害の回復はまだ継続していましたが，退院後に受けられるリハビリテーションの量はとても少なく，特に地域に人員体制がなかったために，退院後に言語療法を受けることができませんでした。

歩行能力，会話能力ともに，退院後も改善が続き，1 年後友人のつてで，元の仕事の知識を生かして仕事に参加する機会を得ました。しかし，本人が望んだ内容と，友人が想定した仕事の意味合いにずれがあり，条件を納得して受け入れることができず，待ちに待った復職でしたが，むしろ現実の厳しさに自己の尊厳を踏みにじられる結果となってしまいました。

TN さんは，以前にも増して機能回復に固執するようになり，「絶対に治ってみせる」という思いを募らせました。下肢の神経に電気刺激を与える最新医療機器を自らレンタルし，いっそう激しい歩行リハビリテーションに取り組みました。

● TN さんに訪れた転機

一般的に，脳卒中発症から 2 年経過した後には，著しい回復は起こらないと考えられていますが，TN さんの歩行能力には明らかな変化がみられました。右足の足首が上がりやすくなり，右足全体の振り出しがスムーズになり，歩行速度と耐久性が上がりました。見た目も，麻痺肢を大きく振り回すいわゆる「ぶん回し歩行」から，自然で美しい歩き方に変わりました。このことは TN さんにとって大きな自信になりました。納得できるまで練習をして成果が出たことにより，自分がやってきたことを肯定することができました。

この頃，TN さんに関わってきた周囲の人の声かけにより，TN さんはセラピストを養成する専門学校で，話をする機会を得ました。妻の Y さんは夫の発症からの経過を原稿用紙 6,000 字にまとめ，TN さんはそれを読む練習をしました。TN さんにとって音読は比較的容易な課題ですが，大量の音読は疲労による注意の低下を生じ，練習開始時には半ページも読むとエラーが増え，読み続けることができませんでした。しかし，厳しい特訓の結果，当日の TN さんは 6,000 字の原稿を読み通すことができま

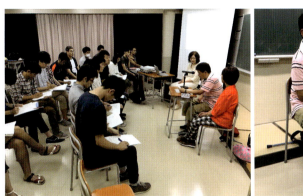
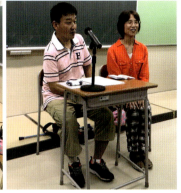

話をするTNさん(中部リハビリテーション専門学校講義風景)

した(写真)。集中力の向上により音読能力が改善したと考えられました。

TNさんの原稿より

「私は,病気をしてから頑張り続けて3年になります。私たちにとってリハビリは大切です。少しでも症状が良くなれば,できることが広がります。行かれる場所,行動範囲が広がり,社会復帰につながります。リハビリは,人の人生を左右する重要なことです。皆様は患者の声に耳を傾け,簡単に諦めない,良いセラピストになってください。

この先は仕事も見つけていかなければ,と考えています。妻も働きに出ることを考えています。苦しいこともあると思いますが,これからも負けずに頑張ってきたいと思います」。

● TNさんの今とこれから

発症後3年が経過したTNさんは,少しずつこれから先の人生に目を向けるようになりました。ここまで,「治るまでリハビリテーションに取り組む」という気持ちを切り替えることができませんでしたが,「治ることを目指してリハビリテーションを継続」しながらも,「今できることを考えて仕事を探そう」という気持ちが生まれてきました。Yさんも,夫のリハビリテーションを優先しサポートする生活を続けてきましたが,就職することにしました。TNさんは,これまで一切家事を行ってきませんでしたが,Yさんの家事を手伝うことも考え始めました。

● TNさんが,次の一歩を踏み出すために必要だったこと

養成校での講義の経験は,TNさんが人生の次の一歩を踏み出すための,1つのきっかけになりました。そこに至るには,いくつかの要因があったのだと思います。

①歩行機能,言語機能において,長期的な機能改善があったこと

②自分の努力により能力が改善し,それが感じられたこと

③信頼できる家族の支えがあったこと

④制限がある中で,リハビリテーションが継続でき,サポートする人々がいたこと

■ 事例からから学ぶこと

　TNさんの気持ちや行動の変化につながったのは、「やるだけやったと感じられる納得感」でした。苦しさや葛藤をバネにし、やれることを自ら探して、努力を続けたことにより、決して障害が治ったわけではありませんが、障害を軽症化させ、できることを広げられました。

　そのことが、自己肯定感の拡大につながり、さらに次の人生のスタートを切る大きな力になったことが感じられました。

　脳卒中やそれによって生じた障害を乗り越えていくことは、決して容易なことではありません。一人ひとり歩む道が異なり、時間もかかります。重苦しい抑うつ症状を克服し、再び生き生きとした人生を取り戻していくために、納得できる生き方を促す支援をしたいものです。

言語聴覚士が行う援助

　回復期リハビリテーション病院を退院後、言語聴覚療法を受ける機会がなかったTNさんに対し、筆者は「退院者の集い」を通じて数カ月に一度会って話を聞く機会をもうけ、「今可能なサポートは何か」を考えてきました。

　失語症者に長期的に関わる中で、言語聴覚士は以下のような観点をもっていてほしいと思います。

● 若年失語症者の長期回復の支援

　言語機能の回復、高次脳機能障害の軽症化、会話技術の向上などにより、失語症者のコミュニケーション能力は、数年単位で改善します。そのことを視野に入れた援助が必要です。「まだよくなる可能性」を示されることは、生きる大きな目標になることがあります。

● 気持ちの葛藤に寄り添う

　疾病や障害への憤り、社会や周囲の無理解への怒りなどの感情へのサポートは大変難しいものです。言語聴覚士は失語症者の近くにいて、その気持ちを受け止め、見守っていくことしかできない無力さを感じることは少なくありません。しかし、苦しさをともに受け止めることが、私たちにできる援助であるかもしれません。

● 気持ちの切り替えのチャンスを一緒に探す

　人の生きる力、どん底から抜け出していく力を信じ、その機会を待つことも大切です。気持ちを立ち直らせるきっかけはどこにあるかわかりません。転機が訪れた時は十分にサポートし、大きな飛躍を遂げられるように支援しましょう。

おわりに

　本書の発行にあたり，快くデータの使用を許諾くださった失語症者の皆様に，改めて深く感謝いたします。久しぶりにお会いしたり，電話や手紙でやり取りをしたりさせていただき，「どうぞ使ってください」と返事をいただくたびに熱い思いがこみ上げ，「なんとしても，本書を完成させなければ，という気持ちと覚悟を新たにしました。

　言語聴覚士になって30有余年となりますが，一度は身を置いた教育現場から臨床現場に戻って9年が経とうとしています。失語症臨床に参加させていただく機会は大変多く，今なお失語症の不思議さ，失語症の方の苦しさ，そして一人ひとりの方がその人なりに言葉を取り戻していくことの尊さに直面する日々を過ごしています。

　生涯の友人である春原則子さんと，共同で本の作成に関われたことは幸せなことでした。キャラクターが異なり得意なことも違うので，補い合ってよいコンビだと思いますが，同じところが抜けていて心配も尽きません。人を大切に思う気持ち，失語症臨床を愛する気持ちを共有し，その思いをこの書に込められたことをありがたく思い，そしてお力を貸してくださったすべての皆様に感謝いたします。

　この先残された時間に私がしなければならないことは，私を育て私に人生を教えてくれた多くの患者さんに報いるために，そして次の時代を支える多くの言語聴覚士が少しでも輝いて仕事ができるように，行く末に灯をともせるよう，言語聴覚士がしなければならないことを明らかにしていくことであると思っています。

2017年12月

森田　秋子

おわりに

　本書に私が書いた多くは，これまで出会った失語症のある方々に教えていただいたことです。伝導失語と発語失行の違いを深く学ばせてくださったＴさん，発語失行と音韻想起へのアプローチを真に学ばせてくださったＫさん，軽度になった発語失行がどのようであるかを教えてくださったＵさん，重度の失構音で母音２つしか表出できない状態から１音の構音を作り上げ何とか挨拶レベルの発話ができるようになったＯさん，数年を経過したジャルゴン失語でも保たれている機能を探ることによって発話が改善することを教えてくださったＦさん，失語症の長期回復を身をもって教えてくださったＳさんやＨさん，失語症が重くても穏やかで心豊かな人生が送れることをいつも目の当たりにみせてくださったＭさん，さまざまな顔がよぎり，きりがありません。本当にありがとうございました。

　そして，観察について徹底的に叩き込んでくださった都筑澄夫先生，失語症臨床の何たるかを教えてくださった宇野彰先生，実習生としての私を迎え入れ良質な失語症臨床を惜しげもなくみせてくださった宇野先生をはじめとする当時の江戸川病院言語室の先生方。実力不足を痛感しつつ，今，感謝とともに，これまでいただいてきたものを少しでも正しく後輩に渡していけたらと願ってやみません。

2017年12月

春原　則子

森田秋子

- 1982 年　国立身体障害者リハビリテーションセンター学院聴能言語士養成課程卒業
- 1984 年　医療法人慈誠会慈誠会徳丸病院入職
- 2000 年　筑波大学大学院人間総合科学研究科修士課程修了
- 2003 年　国際医療福祉大学保健医療学部言語聴覚学科入職
- 2009 年　医療法人社団輝生会入職．ST 部門チーフ，教育研修部長，法人本部 ST 部門統括
- 2014 年　医療法人珪山会鵜飼リハビリテーション病院入職．リハビリテーション部長，現在に至る

春原則子

- 1992 年　日本聴能言語福祉学院卒業
- 1992 年　医療法人慈誠会慈誠会徳丸病院／板橋区障害者福祉センター入職
- 1994 年　東京都済生会中央病院リハビリテーション科入職
- 2000 年　筑波大学大学院教育研究科修士課程修了
- 2007 年　目白大学保健医療学部言語聴覚学科 准教授（2009 年から教授）
- 2008 年　筑波大学にて博士（行動科学）取得，現在に至る

臨床力 up！動画と音声で学ぶ
失語症の症状とアプローチ

発　行	2017 年 12 月 18 日　第 1 版第 1 刷 2019 年 5 月 15 日　第 1 版第 2 刷 ©
編　集	森田秋子・春原則子
発　行　者	青山　智
発　行　所	株式会社 三輪書店 〒113-0033　東京都文京区本郷 6-17-9　本郷綱ビル ☎ 03-3816-7796　FAX 03-3816-7756 http://www.miwapubl.com
装　丁	松岡史恵（ニジソラ）
制　作	有限会社エイド出版
印　刷　所	シナノ印刷 株式会社

本書の無断複写・複製・転載は，著作権・出版権の侵害となることがありますのでご注意ください．

ISBN 978-4-89590-619-7　C 3047

JCOPY ＜出版者著作権管理機構 委託出版物＞
本書の無断複製は著作権法上での例外を除き禁じられています．複製される場合は，そのつど事前に，出版者著作権管理機構（電話 03-5244-5088，FAX 03-5244-5089，e-mail: info@jcopy.or.jp）の許諾を得てください．

■ **高次脳機能障害の評価が苦手な人にこそ使ってほしい評価法！**

日常生活から高次脳機能障害を理解する
認知関連行動アセスメント

好評

編集　森田 秋子（医療法人珪山会鵜飼リハビリテーション病院リハビリテーション部　部長, 言語聴覚士）

　認知関連行動アセスメントとは、意識・感情・注意・記憶・判断・病識の6項目を良好・軽度・中等度・重度・最重度の5段階で評価することができる初の高次脳機能障害の評価法である。

・評価場面を設定しなくても、食事や整容、更衣など日常生活のどの場面でも評価が可能！
・これまで問題となることの多かった職種の壁を超えた共通言語での評価が可能！
・5段階の合計点から高次脳機能障害の重症度がわかる！
・数値化することで障害を可視化し、継時的な評価が可能！

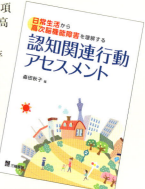

　高次脳機能障害は1つの専門職種だけで理解することはとても難しい。さまざまな専門領域の多職種が評価を共有し対応していくことでより理解が深まり、適切な対応へとつながっていく。
　一見わかりにくい高次脳機能障害を理解するための必携の1冊である。

■ **主な内容** ■

はじめに
1 高次脳機能障害を理解しよう
　1-1 フィニアス・ゲージの話
　1-2 患者・家族・医療スタッフの思い
　1-3 全般症状と個別症状
　1-4 脳の成り立ちを知る
　1-5 脳の回復と環境適応

2 高次脳機能障害をみる視点
　2-1 神経心理ピラミッドの理解
　2-2 行動・認知モデルの理解
　2-3 意識 - 高次脳機能障害の基盤を支える
　2-4 感情 - 認知活動の源にある力
　2-5 注意 - すべての高次脳機能に関わる
　2-6 記憶 - 過去・現在・未来がつながる
　2-7 判断 - つながる・わかる・決める
　2-8 病識 - わかるために気づく

3 個別的認知能力を考える
　3-1 言語能力の障害
　3-2 行為能力の障害
　3-3 空間性認知能力の障害
　3-4 身体認知能力の障害
　3-5 視覚性認知能力の障害

4 CBA を理解する
　4-1 CBA を知る - 評価の視点と重症度
　4-2 CBA 評価用紙
　4-3 CBA の評価方法 - ・観察
　4-4 CBA の評価方法 - ・会話
　4-5 評価の実際例
　4-6 CBA の利点と課題

5 機能障害のある方への関わり方
　5-1 基盤的認知能力の低下への対応
　5-2 統合的認知能力の低下への対応
　5-3 関わり方の原則
　5-4 脳損傷初期（発症 1 カ月程度）
　5-5 脳損傷中期（発症 2～4 カ月程度）
　5-6 脳損傷後期（発症 5～6 カ月程度）

6 各専門職の高次脳機能障害の関わり
　6-1 職種の専門性の理解と連携
　6-2 看護師の役割と視点
　6-3 介護福祉士の役割と視点
　6-4 理学療法士の役割と視点
　6-5 作業療法士の役割と視点
　6-6 言語聴覚士の役割と視点

7 高次脳機能障害とチームアプローチ
　7-1 事例 - 個別的視点
　7-2 事例 - 認知・コミュニケーション
　7-3 事例 - 食事・整容・更衣
　7-4 事例 - 移動（車椅子駆動・歩行）
　7-5 事例 - 移乗・排泄コントロール・トイレ動作
　7-6 事例のまとめ

8 事例
　8-1 事例 1- 顕著な感情障害に対する会話を用いたアプローチ
　8-2 事例 2- 左半側空間無視に対する言語を用いたアプローチ
　8-3 事例 3- 病識低下に対する段階的なアプローチ

Q&A
　1 高次脳機能障害と性格
　2 高次脳機能障害と検査, CBA の役割
　3 CBA を有効に運用するには

おわりに

● **定価（本体 2,800 円+税）　B5　120頁　2016年　ISBN 978-4-89590-554-1**

お求めの三輪書店の出版物が小売書店にない場合は, その書店にご注文ください. お急ぎの場合は直接小社に.

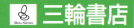　〒113-0033 東京都文京区本郷6-17-9 本郷綱ビル
編集 ☎03-3816-7796 📠03-3816-7756　販売 ☎03-6801-8357 📠03-6801-8352
ホームページ：https://www.miwapubl.com